LES

MÉTHODES DE RÉÉDUCATION

EN THÉRAPEUTIQUE

(RÉÉDUCATION PSYCHIQUE, MOTRICE, SENSORIELLE ET ORGANIQUE)

PAR

Le Docteur CONTET

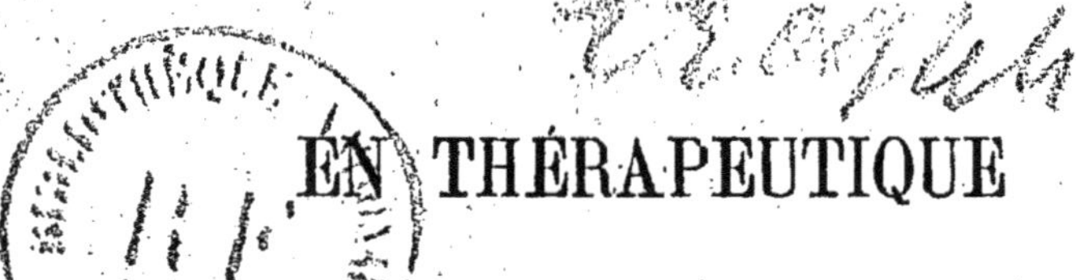

PARIS (VIe)

VIGOT FRÈRES, ÉDITEURS

23, PLACE DE L'ÉCOLE-DE-MÉDECINE, 23

1905

LES

MÉTHODES DE RÉÉDUCATION

EN THÉRAPEUTIQUE

(Rééducation psychique, motrice, sensorielle et organique)

OUVRAGES DU MÊME AUTEUR

Le Végétarisme. Étude critique. Indications thérapeutiques (Thèse. Paris, 1902.)

Le Végétarisme et le régime végétarien. 1 vol. Paris, 1902. (Traduit en langue allemande.)

Pour lutter contre les maladies nerveuses. 1 vol. Paris, 1903.

Les dangers de la Tuberculose dans les études et les moyens de s'en préserver. 1 broch. Paris, 1903.

La guerre chez les infiniment petits. Étude du mécanisme intime de la maladie. 1 broch. Bruxelles, 1903.

L'Appendicite. 1 broch. Tours, 1904.

Les maladies des professions sédentaires. Hygiène et moyens de préservation. 1 broch. Paris, 1904.

La Pelade est-elle une maladie parasitaire et contagieuse? In *Rev. gén. de Clin. et Thérap.* 1903.

L'état actuel de la question de l'Alcoolisme. In *Gaz. Hôp.*, 1903.

La méthode dite de "la dose suffisante" en thérapeutique. In *Gaz. Hôp.* 1903.

Les méthodes d'Éducation et de Rééducation dans la thérapeutique actuelle. In *Gaz. Hôp.* 1904.

LES

MÉTHODES DE RÉÉDUCATION

EN THÉRAPEUTIQUE

(RÉÉDUCATION PSYCHIQUE, MOTRICE, SENSORIELLE ET ORGANIQUE)

PAR

Le Docteur CONTET

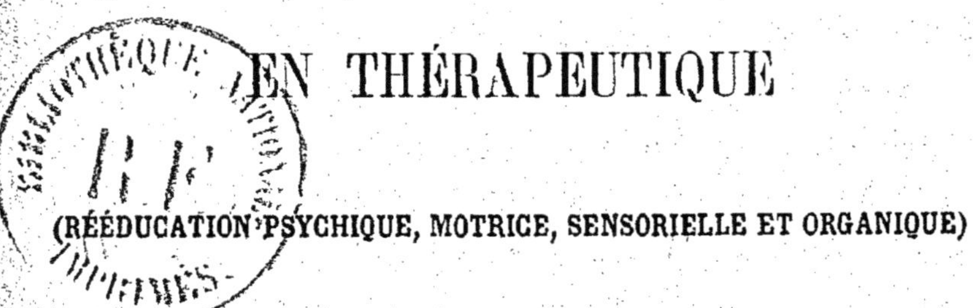

PARIS (VIᵉ)

VIGOT FRÈRES, ÉDITEURS

23, PLACE DE L'ÉCOLE-DE-MÉDECINE, 23

1905

PRÉFACE

Parmi les caractéristiques de l'évolution de la médecine pendant ces dernières années, la plus typique, peut-être, est la tendance à abandonner de plus en plus les pratiques purement empiriques pour leur en substituer d'autres établies sur des bases scientifiques, positives et logiques, telles que permet de les concevoir l'étude des causes et du mécanisme de nos maux.

Les principes directeurs de la thérapeutique se sont donc trouvés modifiés de fond en comble : c'en est fini de la lutte à mort, par tous les moyens, contre les symptômes des maladies ; ce n'est plus maintenant que l'on irait parler d'opposer à une hypothétique diathèse de stimulus des pratiques contro-stimulantes ; grâce aux acquisitions contemporaines, on peut enfin mieux appliquer le vieil adage baconien : *on ne commande à la nature qu'en suivant ses voies.*

Et, chaque jour apportant son labeur, le champ s'élargit, la précision dans les méthodes augmente, la part de l'hypothèse se rétrécit! Voyez, par exemple, ce qui s'est passé pour les maladies infectieuses : aux rêveries anciennes, aux idées plus modernes d'antisepsie interne à tout prix, a rapidement fait suite une thérapeutique plus rationnelle ; depuis que nous connaissons les phénomènes de défense organique, depuis que nous ont été révélés la phagocytose, les états bactéricides..., au lieu de nous en rapporter à des pratiques capables, peut-être, de les entraver, c'est à les activer, à les exagérer que nous nous attachons : ainsi sont nées, en particulier, les sérothérapies !

Est-il encore, d'autre part, question où l'évolution soit plus curieuse que celle de la thérapeutique de la fièvre. Il y a relativement peu de temps encore, *ce symptôme était considéré comme constituant un danger par lui-même.* Aussi toutes les substances fournies par la matière médicale, susceptibles d'abaisser la température, étaient employées *larga manu;* cependant, les résultats obtenus étaient contradictoires : par exemple, le paludéen se trouvait bien de l'emploi de hautes doses de quinine qui, chez le typhique, ne produisaient aucun effet, et tel malade qui avait vu sa température baisser sous l'influence de fortes quantités d'antipyrine se trouvait en plus mauvais état qu'un autre chez qui on n'avait rien fait pour supprimer la fièvre...

Or, avec les notions physio-pathologiques modernes, l'élévation thermique nous est apparue, non plus comme un danger propre, spécial, mais seulement comme l'un des signes, facilement appréciable et mesurable, d'un état alarmant, comme la traduction extérieure d'une réaction violente de l'organisme nécessitée par une infection : dans ces conditions, s'adresser exclusivement à la température ressemblerait par trop à la conduite de celui qui briserait son baromètre un jour de dépression atmosphérique pour empêcher de pleuvoir ; c'est, au contraire, l'ensemble des phénomènes morbides qu'il faut viser, et ainsi se justifie l'emploi de la balnéation, qui n'abaisse cependant que faiblement le degré thermométrique, mais qui a une action si efficace sur les éliminations de toxines, autrement dit sur des moyens normaux de défense organique.

Quant aux antithermiques médicamenteux, ils sont réservés presque exclusivement aux cas où ils sont susceptibles de produire une action directe sur la cause de la maladie, c'est-à-dire où ils ont, comme on dit, une action spécifique et, en dehors de cela, c'est tout au plus si, dans quelques circonstances, on en donne de faibles doses en se proposant bien plus d'utiliser une action secondaire (tonique, par exemple, avec la quinine) que l'action fébrifuge.

On peut juger, d'après ces exemples, de l'étendue du chemin parcouru dans ces dernières années ; cependant, il ne faudrait pas croire qu'il se soit produit une scission absolue entre nous et nos devanciers et que nous abandonnions systématiquement toutes leurs acquisitions thérapeutiques ; nombre de celles-ci, basées sur l'observation méthodique, dans laquelle ils excellaient, méritent au contraire d'être conservées (n'est-ce pas le cas de l'usage de la quinine contre le paludisme ?), mais tandis qu'ils n'en connaissaient que les résultats, nous avons pu, le plus souvent, en pénétrer le mode intime d'action et, ainsi éclairés, il nous est possible de les utiliser plus à propos.

Née d'hier, rapidement libérée de tous les préjugés, la neuro-pathologie devait particulièrement bénéficier des tendances modernes. Et, de fait, il n'est plus question maintenant, dans les maladies de cette classe, d'interventions mystérieuses ou surnaturelles : *le symptôme morbide y apparaît bien, de même que dans le reste de la médecine, comme une simple perversion de phénomènes normaux*, avec lesquels il ne présente guère que des différences de degré, de proportions, d'appropriation aux circonstances ! Or, normalement, les grandes fonctions à relations auxquelles préside le système nerveux sont éminemment perfectibles, toute l'éducation en fait foi, et, d'autre part, il est d'observation banale qu'elles peuvent, jusqu'à un certain point, se suppléer les unes les autres : dès lors, y a-t-il quelque chose d'illogique à rêver la conception de méthodes éducatives spéciales propres à les développer quand elles sont insuffisantes, à les régulariser, à les harmoniser quand elles sont exubérantes ou disproportionnées au but à atteindre, que ces altérations soient originelles ou acquises.

C'est en partant de ce principe que des hommes de cœur et de génie se sont appliqués à mettre à même le sourd-muet d'entrer en rapports avec le monde extérieur, le tiqueur de reprendre le contrôle de ses mouvements, l'ataxique de les coordonner et, pour toute cette série de malades, les méthodes nouvelles ont remplacé l'emploi empirique des toniques, des excitants, de l'ergot de seigle, des sels de métaux précieux..., des courants électriques de toutes sortes..., pratiques innombrables dont la variété n'avait trop souvent de supérieures que l'impuissance et l'inefficacité. De même, dans les psychonévroses, elles ont remplacé avec avantage les valérianés, les opiacés, les bromures à outrance qui sont réservés aux cas d'indications spéciales très nettes; l'hypnose elle-même a vu ses pratiques abandonnées. Et les succès viennent chaque jour en plus grand nombre justifier cette conception thérapeutique!

Or, ayant à faire quelques recherches sur ce sujet à propos de différentes circonstances cliniques, il nous est apparu que les *documents d'ensemble et d'ordre élémentaire* manquaient totalement. En effet, dans les Traités de médecine et de thérapeutique classiques, c'est tout au plus si quelques pages et souvent quelques lignes sont consacrées aux méthodes de rééducation; il existe, d'autre part, d'excellents travaux portant sur quelques-unes de leurs applications particulières ; tels sont ceux de Meige et Feindel pour le traitement des tics, de Camus et Pagniez, de Dubois (de Berne). de P. E. Levy pour la cure des névroses ; mais, en dehors de cela, c'est, ou bien à des travaux étrangers, comme le traité de Frenkel sur la Rééducation motrice, dont une traduction doit prochainement paraître, ou bien à des articles ou à des communications éparses dans les périodiques et les bulletins de sociétés savantes qu'il faut s'adresser.

Il est donc peu étonnant que nombre de médecins, sortis de l'école depuis plus ou moins longtemps, aient à peine entendu parler d'une façon vague du traitement de l'ataxie par la méthode de Frenkel (qu'ils confondent d'ailleurs bien souvent avec la mécanothérapie ou le massage), de l'éducation de l'idiot, de la suppression des tics, et de la thérapeutique des névroses par la psychothérapie (qu'ils sont fréquemment incapables de distinguer de l'hypnotisme dont les pratiques ne leur sont, d'ailleurs, guère plus familières). Quant à la technique générale de ces méthodes, elle leur est, *a fortiori*, complètement étrangère. Or, au milieu des nécessités de la lutte pour la vie, comment se documenter ? Pour satisfaire ce qui, à première vue, peut sembler une simple curiosité, il faudrait presque toute une bibliothèque spéciale, force est donc, trop souvent, aux mieux intentionnés d'y renoncer! Cependant, combien ne serait-il pas utile de connaître au moins le principe de la Rééducation pour savoir à quel point on peut compter sur elle à l'occasion!

L'idée nous est donc venue de faire profiter nos confrères, simples praticiens comme nous, et les étudiants, nos confrères de demain, du travail qu'il nous avait fallu faire personnellement : vulgariser parmi eux une question peu connue et économiser leurs instants, tel est, par suite, le but modeste que nous nous sommes proposé en écrivant cet ouvrage. Nous laisserons donc de côté les détails de technique trop minutieux, plus particulièrement utiles au spécialiste et, si quelqu'un de nos lecteurs veut, par la suite, compléter son instruction sur ces points, nous le renverrons aux ouvrages spéciaux que nous aurons le soin d'indiquer : si nous avons pu exciter la curiosité à ce degré et provoquer même de nouvelles recherches, notre peine sera loin d'avoir été inutile!

LES
MÉTHODES DE RÉÉDUCATION
EN THÉRAPEUTIQUE

INTRODUCTION

PRINCIPES GÉNÉRAUX ET BASES
DE LA RÉÉDUCATION

Avant de parler de rééducation, il est utile de savoir en quoi consiste l'éducation, quels en sont le rôle et le mécanisme, à quels phénomènes elle s'adresse. Or, cette étude, qui se confond avec celle de la genèse des opérations psychiques et des actes moteurs, est faite dans les ouvrages spéciaux de philosophie avec tous les développements qu'elle comporte; nous n'en donnerons donc ici qu'une rapide vue d'ensemble en nous bornant à l'exposé des seuls détails strictement nécessaires pour fixer les idées et pour permettre de comprendre le principe général et la base des méthodes dont nous nous proposons d'exposer la technique.

I

LA GENÈSE DES OPÉRATIONS INTELLECTUELLES ET L'ÉDUCATION

> *Nihil est in intellectu quod non prius fuerit in sensu.*

Les idées que nous avons des objets procèdent de l'association de la série d'impressions simultanées produites par eux sur nos sens. Du fait de la répétition, la perception d'une seule impression appartenant à un des groupes ainsi formés (et même, par la suite, la perception d'un son ou d'un signe quelconque de convention que l'on a appris à lui rattacher) suffit pour l'évoquer tout entier. — C'est la création de cet automatisme, avec lequel les opérations intellectuelles arrivent progressivement à se produire et à s'enchaîner, qui caractérise essentiellement l'éducation.

Au début de la vie, l'enfant se retourne, se débat, crie, mais tous ces actes semblent de l'ordre de ceux que nous étudierons ultérieurement sous le nom de réflexes ; peu à peu cependant ils se compliquent : le bébé ne se borne plus à sursauter quand une impression brusque le surprend, il se tourne du côté d'où elle vient, il semble « s'intéresser » à ce qui se passe autour de lui; à partir de ce moment son cerveau commence à enregistrer des images qui, progressivement, se compliqueront et s'enchaîneront les unes aux autres pour arriver à fournir la matière d'opérations intellectuelles de plus en plus complexes. C'est du mécanisme de cette évolution qu'il nous faut essayer, à l'aide de l'étude de quelques cas particuliers, de donner une idée superficielle.

Voyons tout d'abord comment s'élabore l'idée concrète d'un objet, d'une cloche, pour prendre l'exemple classique : si on fait résonner celle-ci à l'oreille de l'enfant, il se retourne et, en même temps que son ouïe est frappée par le bruit, son œil perçoit alors une impression d'objet brillant qu'on agite. Si, en outre, soit instinctivement, soit par hasard, il lui arrive de réagir à cette double sensation par un mouvement des bras[1], sa main rencontre l'objet et perçoit des vibrations, un contact métallique...

Or, jusqu'ici, il n'y a que perception simultanée de sensations variées ; cependant, si on répète l'expérience un certain nombre de fois, il arrivera bientôt que, voyant une clochette ou, simplement, un objet qui la rappelle par quelque caractère plus ou moins éloigné (couleur, forme), l'enfant la portera à son oreille en la secouant, manifestant ainsi nettement que l'idée concrète correspondante a été élaborée.

1. On remarquera combien large est la part dévolue au tact pour compléter les renseignements fournis par les autres sens ; c'est ainsi que s'explique l'utilité de l'instinctif et banal geste de l'enfant qui tend tout de suite les bras en avant quand quelque sensation attire son attention. C'est, en particulier, par ce moyen qu'il arrive à prendre la première notion de distance et d'espace, les objets se trouvant pour lui rangés en deux catégories : ceux qu'il peut et ceux qu'il ne peut pas atteindre ainsi.

Que s'est-il donc passé ? — Au début, les sensations produites par l'objet sur les différents sens étaient perçues d'une façon purement passagère et fugitive, mais, par la suite, elles ont dû s'enregistrer dans le cerveau sous forme d'*images* durables ; puis celles-ci, d'abord éparses et sans liaisons entre elles, se sont associées progressivement, du fait de leur évocation toujours simultanée, et sont arrivées à former des groupes tels que la perception d'une impression correspondant à une seule d'entre elles, suffit, désormais, à réveiller le souvenir de toutes les autres, sans qu'il soit besoin de les percevoir à nouveau, si ce n'est, tout au plus, à titre de vérification.

Si, au lieu d'un objet sonore, nous en considérons un brillant, les mêmes phénomènes se présentent à notre observation ; mais il est alors possible de pousser plus loin l'analyse de la complication progressive des opérations intellectuelles.

L'enfant se trouve-t-il, par exemple, en face d'une glace frappée par le soleil, il peut palper cet objet brillant, poli, froid et immobile, sans éprouver d'impression douloureuse ; a-t-il, au contraire, affaire à une lampe allumée, objet également brillant, c'est-à-dire qui, par un de ses caractères, se rapproche de la glace, instinctivement le mouvement de contrôle de la main se produit et, cette fois, c'est une sensation de brûlure qui lui répond. De cette expérience malheureuse se dégage donc un *jugement :* le contact d'un objet lumineux peut, occasionnellement, être pénible.

Aussi, à partir de ce moment, les tentatives de palper explorateur seront moins hardies, moins franches et empreintes d'une certaine défiance ; mais elles n'en permettront pas moins, bien au contraire, d'enregistrer de nouvelles idées utiles : l'enfant se retrouve-t-il, par exemple, dans les mêmes conditions, simultanément lui reviennent à l'esprit le souvenir de la sensation douloureuse éprouvée en touchant la lampe et celui du plaisir de manier la glace, cet objet si mystérieux qui lui reflète son image, aussi, le premier moment d'appréhension passé, va-t-il essayer de distinguer ce qui l'amuse de ce qui le brûle, il approchera donc lentement et timidement ses mains, de la sorte il se rendra compte que, dans un cas, à aucun moment, il n'éprouve d'impression thermique, tandis que, dans l'autre, il perçoit une sensation de chaleur progressivement croissante qui, à un moment donné, devient telle qu'il doit arrêter là son expérience. Or, que, par la suite, plusieurs faits analogues se produisent dans des conditions différentes, *les idées de chaleur et de froid, indépendantes de la nature des objets, seront élaborées*, ce sera un premier pas sur la voie de l'*acquisition des idées abstraites*.

Nous voilà donc déjà loin dans le domaine des opérations intellectuelles, mais leur complexité est susceptible de s'accroître encore : ainsi, à la formation de jugements de plus en plus nombreux, peut faire suite le rapprochement de plusieurs de ceux-ci pour en tirer de nouveaux, c'est, comme on sait, ce que l'on appelle un *raisonnement*.

L'étude de la manière dont s'élabore la première idée du langage nous en donne un exemple complet et net; en effet, de toutes les sensations perçues par l'enfant, au début de sa vie, celles qui ont certainement dû le plus frapper son esprit, bien qu'elles soient loin d'être celles qui lui ont rendu le plus de services, ce sont les sensations auditives : elles le doivent à leur extrême pouvoir d'attirer l'attention, ne sont-elles pas les seules qui puissent être également perçues de quelque côté qu'elles viennent! — Or il sait, par expérience, que lui-même est capable d'émettre des sons, c'est-à-dire d'éveiller de telles sensations; de cette double constatation résulte l'idée d'employer ce dernier artifice pour attirer l'attention sur lui : il pousse donc un *cri volontaire* qui, d'ailleurs, diffère essentiellement, dans ses caractères, du *cri instinctif* que lui fait pousser la douleur : tel est le premier rudiment de la parole!

Si nous poursuivons cette étude si curieuse de l'acquisition du langage, nous voyons que, à partir du point où nous sommes arrivés, il faut l'intervention active d'un éducateur; en l'espèce ce sont les parents qui remplissent les premiers ce rôle en enseignant à l'enfant certains groupes de syllabes simples désignant chacun d'eux spécialement, autrement dit, aux images diverses de caractères concrets, qui leur appartiennent et qui se sont déjà groupées dans son esprit, ils ajoutent celles de sons spéciaux de convention.

L'enfant s'exerce alors à les répéter, c'est-à-dire à créer les images articulaires motrices correspondantes. Pour évoquer celles-ci il faut, au début, la perception du mot : l'enfant le répète quand on le prononce devant lui ; puis peu à peu, il suffit de la vue de la personne qu'il désigne : apercevant son père, le bébé appelle « papa » : enfin, plus tard, une impression qui lui est très indirectement liée amène le même résultat : entendant, par exemple, un bruit dans une pièce voisine, l'enfant pensera fortuitement à son père et l'appellera, en émettant le disyllabe correspondant; une émotion, un désir aurait le même effet. Un travail analogue se produit pour tous les objets, puis, plus tardivement, pour chacun des caractères de ceux-ci, pour les actes... Telle est, schématiquement résumée, la manière dont se constitue le langage articulé[1], qui synthétise et couronne, en quelque sorte, tout le développement intellectuel, la pensée n'arrivant, en effet, à avoir toute sa précision, toute sa force

1. Beaucoup d'individus en restent là, mais souvent, quand toutes ces acquisitions ont atteint un degré suffisant de perfection et de solidité, que le jeu de toutes ces fonctions se fait avec assez de facilité et de rapidité, on peut les compliquer encore : c'est ainsi que, aux sons conventionnels représentatifs des objets, on ajoute des impressions visuelles de même ordre, telle est la base de la *lecture :* et ensuite, de même que les images auditives des mots sont complétées par les images articulatrices correspondantes, de même, à leurs images visuelles se joignent, comme utile complément, les images motrices de reproduction qui caractérisent 'écriture...

et toute sa rapidité qu'une fois abstraite sous des formes concises comme celles que représentent les mots pour l'individu normal.

Si, maintenant, nous laissons de côté l'acquisition de la connaissance et la formation des concepts au début de la vie, nous voyons qu'une auto-observation de chaque jour, en même temps qu'elle nous permet de vérifier l'exactitude de nos conclusions, nous montre qu'elles s'appliquent à toutes les périodes de notre existence.

Quand nous étudions, par exemple, une plante, un minerai…, il nous faut faire un effort volontaire d'attention pour rechercher et classer toutes les impressions spéciales produites sur chacun de nos sens, pour fixer son nom, sa famille…; puis, ce travail se fait plus rapidement, avec moins de fatigue, et, bientôt, il nous est possible d'arriver à nous passer, pour reconnaître et identifier l'objet considéré, de la constatation directe d'une série de ses caractères morphologiques et organoleptiques; plus tard même, la seule audition de son nom ou l'évocation d'une de ses propriétés suffit à éveiller tous les souvenirs qui, de près ou de loin, se rattachent à lui, des plus simples aux plus compliqués, des plus abstraits aux plus concrets : et, en particulier, la forme qu'il nous est, par exemple, possible de reproduire de mémoire par le dessin…

De même encore, pour parler une langue étrangère, il nous faut, au début, un effort d'attention et de réflexion perpétuel, c'est par une véritable traduction mot à mot que nous procédons, mais ce travail devient lui-même de plus en plus facile et il arrive enfin un moment où nous pouvons nous passer de tous les intermédiaires et penser directement dans cette langue tout comme dans notre langue maternelle.

Enfin, dans un ordre de choses plus terre à terre, n'est-il pas d'observation banale que, lorsque un objet est inconnu de nous, ce n'est pas trop du concours de tous nos sens pour nous aider à le distinguer et à le reconnaître; lorsque, plus tard, au contraire, il nous est devenu familier, nous sommes capables de l'identifier au simple toucher, par exemple, dans l'obscurité, autrement dit, les sensations tactiles particulières qu'il fournit suffisent à rappeler toutes les autres impressions qui le caractérisent et même à éveiller le souvenir du prix, de l'origine, de l'usage...

On peut donc, en dernière analyse, comparer le mécanisme que nous venons d'étudier à une machine composée d'une série de rouages qui, d'abord isolés les uns des autres, se seraient rapprochés peu à peu au point de s'engréner de telle sorte que, désormais, il suffit d'agir sur un quelconque d'entre eux pour mettre en branle tout l'ensemble : on dirait alors que le fonctionnement est automatique, eh bien, c'est *cette création d'un mécanisme automatique qui caractérise l'éducation.*
— Nous pensons avoir justifié cette conception pour

ce qui touche le domaine des actes psychiques,
il nous reste à rechercher si elle s'applique également
ment aux actes moteurs.

II

LA GENÈSE DES ACTES MOTEURS ET L'ÉDUCATION

Entre les cas extrêmes, représentés par les actes purement
réflexes et les actes entièrement volontaires, existent tous les
intermédiaires. — Du fait de la répétition, il peut y avoir
suppression apparente de toute intervention volontaire et
consciente lors de l'exécution d'actes qui, primitivement,
la nécessitaient. — Tel est l'effet de l'éducation, que l'on
définit « l'art de faire passer le conscient dans l'inconscient ». — Des actes, en apparence purement instinctifs,
sont, en réalité, des actes appris, c'est-à-dire devenus automatiques.

D'une façon générale, et à un examen relativement
superficiel, les actes moteurs rentrent dans
deux grandes catégories : les uns échappent totalement à la conscience, ils se font, en quelque
sorte, en dehors de nous ; les autres nécessitent, au
contraire, le concours constant de l'attention et de
la volonté pour en évoquer successivement les
divers détails et en contrôler l'exécution.

Ceci demande quelques éclaircissements : vient-
on, par exemple, à chatouiller la plante du pied

d'un sujet endormi, il réagit en retirant, selon la force de l'excitation, soit le membre de ce côté seul, soit simultanément un ou plusieurs des autres : mais l'exécution de ces mouvements ne laisse pas le moindre souvenir, la volonté n'y a pas la moindre part ; on peut en reproduire d'identiques en expérimentant sur une grenouille décapitée, c'est là ce que l'on appelle des *réflexes*.

Or, le champ des actes de cet ordre est infiniment vaste : au début de la vie, ce sont les seuls qui existent et, pendant toute la durée de l'existence, ils conservent un rôle d'une importance considérable et même primordiale.

C'est par eux, en particulier, que s'explique le jeu, en apparence mystérieux, de nos grandes fonctions organiques et, au premier rang de celles-ci, de la respiration et de la circulation : en effet, c'est, en dernière analyse, l'irritation des cellules du bulbe par le contact d'un sang insuffisamment riche en oxygène ou trop chargé de matières excrémentitielles qui provoque les mouvements, propres à l'espèce, destinés à réagir contre cette cause de souffrances ; le fluide nourricier reste-t-il, pour une raison quelconque, insuffisamment épuré, les mouvements de la cage thoracique se précipitent et le cœur renouvelle plus souvent son ondée sanguine et, inversement, s'il est très riche en oxygène, la respiration se ralentit[1].

1. C'est également par des réflexes que s'expliquent les modifications de la pression vasculaire, qui peuvent réagir secondaire-

Des excitations périphériques peuvent, d'ailleurs, en suivant des voies plus complexes, amener des résultats identiques : n'est-ce pas sur cette base que repose l'emploi des frictions et flagellations dans les cas d'asphyxie et de syncope?

Mais, quel que soit leur point de départ, ces réactions ne nécessitent en aucun cas le concours de notre volonté : elles s'effectuent avec toute leur régularité, même pendant le sommeil, et, dans les conditions normales, c'est à peine si, à l'aide d'une auto-observation attentive, nous avons conscience de leur exécution, si nous percevons, par exemple, les battements de notre cœur ou nos mouvements respiratoires.

Combien différents sont, au contraire, les actes de l'individu qui apprend un métier, du jeune soldat, par exemple, qui s'initie au maniement d'armes! Il lui faut, au début tout au moins, s'occuper des moindres détails de ses attitudes, les contrôler à chaque instant, à l'aide de tous ses sens, avoir sans cesse l'esprit tendu à en suivre l'exécution, le tout au prix de fatigues cérébrales intenses, nonobstant lesquelles la perfection est bien longue à obtenir.

Mais ce sont là des cas extrêmes et entre eux se rencontrent tous les intermédiaires et tous les faits de passage; ainsi, il est possible d'intervenir con-

ment sur le fonctionnement cardiaque. — Nous trouverons une application de ces données à propos de la rééducation de l'appareil circulatoire.

sciemment dans l'exécution d'actes qui, d'ordinaire, sont purement réflexes : on peut, par exemple, augmenter volontairement l'amplitude ou la fréquence de la respiration ou, au contraire, la retenir pendant un temps plus ou moins long ; il en est de même, chez certains sujets, pour les battements du cœur ; toutefois, il est bon de remarquer que le pouvoir de la volition dans ces circonstances est limité : il serait impossible, en particulier, de se suicider par arrêt volontaire de la respiration ou de la circulation, car il arrive un moment où ces fonctions se rétablissent avec une force invincible que, seul, un obstacle matériel pourrait vaincre. Des faits identiques sont d'observation banale quand il s'agit de la résistance aux besoins de miction et de défécation...

D'autre part, des actes qui, primitivement, nécessitaient une participation constante et minutieuse de la pensée et de la volition, peuvent, par la suite, arriver à être exécutés avec le minimum d'intervention de leur part : ce sont les détails de cette évolution que nous allons nous attacher à mettre en relief et à analyser. Reprenons, pour cela, l'exemple déjà choisi, du maniement d'armes ; nous voyons peu à peu le jeune soldat arriver d'une façon plus rapide, à prendre les positions aux détails infinis desquelles il devait, au début, songer longuement, à exécuter les mêmes actes élémentaires en lesquels chaque temps se décompose et dont chacun nécessitait auparavant une surveillance et une attention ininterrompues; il a, par exemple, bien encore besoin de réfléchir à la place que va occuper sa main, mais la position des doigts ne nécessite plus d'intervention de sa conscience, ils trouvent, en quelque sorte, naturellement leur place et leur attitude; bientôt même, seule la succession des différents temps du mouvement nécessite un effort d'évocation, puis, enfin, il devient possible de l'exécuter tout entier, *au simple commandement*, sans plus se préoccuper un seul instant de ses détails.

Enfin, la complexité du mécanisme de ces actes peut devenir encore plus grande : ce jeune soldat, capable d'exécuter avec perfection et d'une façon automatique les mouvements du maniement d'armes, se trouve-t-il de garde? Les premières fois, à la vue d'un supérieur, il lui faut un effort volontaire de réflexion pour savoir comment il doit rendre les honneurs, pour se rappeler s'il lui faut rectifier simplement la position, porter l'arme ou la présenter; mais, par la suite, ce travail arrive à être inutile, la simple vision des insignes du grade entraîne, sans participation d'actes réellement conscients et volontaires, la prise de l'attitude ou l'exécution du mouvement réglementaire approprié.

En résumé, nous relevons toute une série d'étapes intéressantes correspondant successivement à la suppression progressive de la nécessité d'états de conscience pour l'exécution des mouvements élémentaires, puis pour la succession de leurs différents groupes; à l'exécution automatique au simple commandement et, enfin, à la suppression totale de tous les intermédiaires conscients dans les circonstances les plus variées.

Or le mécanisme de ces stades évolutifs successifs est, en somme, relativement simple à suivre : au début, lors de l'exécution de chaque temps séparé, il y a simplement perception simultanée de toute une série de sensations variées, telles que impressions de contact de parties métalliques ou autres, de reliefs et de dépressions, impressions de distance, de situation dans l'espace des différents segments du corps et de chacune de leurs diverses parties constituantes, de degré de contraction des différents muscles... et, enfin, impressions visuelles de contrôle.

Peu à peu, comme nous l'avons vu pour les actes psychiques, les images correspondant à ces impressions sensorielles multiples arrivent à former un tout caractérisant chaque position et celui-ci devient bientôt si compact que l'évocation d'une quelconque de ses parties constituantes suffit pour éveiller le souvenir de toutes les autres et, par suite, pour qu'il soit possible de se passer de leur recherche consciente, les premières images qui peuvent, de la sorte, être négligées étant celles de contrôle.

De même, les groupes d'impressions diverses qui caractérisent les positions correspondant à chacun des temps successifs se relient entre eux et, dès lors, la prise d'une attitude entraîne l'évocation des détails de la suivante et, par suite, leur reproduction. Progressivement, enfin, il arrive qu'une simple impression auditive, associée aux groupes d'images sensitivo-motrices caractéristiques du mouvement, suffit à les déclencher tous.

A ce moment, la participation des centres supérieurs semble donc suspendue complètement, les centres inférieurs intervenant seuls[1] ; ces actes primitivement conscients sont donc arrivés à se rapprocher fortement des réflexes dont ils ne diffèrent, somme toute, en apparence, que par la nécessité d'une intervention consciente plus ou moins directe pour la mise en marche[2].

On retrouve la même évolution dans l'accomplissement d'actes d'une complexité extrême : on sait, par exemple, combien l'interprétation d'un morceau

---

1. En physiologie on fait l'expérience suivante qui est intéressante à rappeler : on décapite une grenouille, on la jette à l'eau et le seul contact de ce liquide suffit pour qu'elle se mette à nager,

2. On pourrait aussi dire, pour mieux fixer les idées, que les choses se passent pour l'acquisition des actes moteurs comme elles le feraient dans une administration de création récente à mesure qu'elle s'éloignerait de ses débuts : dans les premiers temps les divers services, et, dans chacun d'eux, les divers employés, seraient dans le désarroi, dans l'incertitude, à propos de la moindre modification dans le travail auquel ils seraient habitués ; il en résulterait un perpétuel mouvement de rapports, des demandes incessantes d'avis, d'ordres à la direction. Peu à peu, les mêmes circonstances se répétant, les services subalternes cesseraient d'avoir besoin d'en référer en haut lieu et de demander des renseignements minutieux de détail pour l'exécution du travail et, de même, la surveillance de la direction deviendrait moins utile ; à ce moment il semblerait donc à un observateur non prévenu que tous jouissent d'une force réelle d'initiative, alors que, en réalité, il ne s'agirait que d'une routine acquise presque inconsciemment.

de musique nouveau demande d'attention; cependant, à la suite de nombreuses répétitions, on peut arriver à l'exécuter parfaitement en pensant à tout autre chose et même sans la moindre intervention cérébrale : « Tel était, par exemple, le cas de ce musicien dont parle Trousseau, qui, faisant sa partie dans un orchestre, était pris de vertige épileptique pendant lequel il perdait conscience; cependant, il continuait à jouer en mesure quoique restant absolument étranger à ce qui l'entourait, quoiqu'il ne vit et n'entendit plus ceux qui l'accompagnaient[1]. » Ce dernier fait a tout la valeur d'une contre-expérience confirmative des résultats auxquels nous étions arrivés.

Nous connaissons donc complètement le mécanisme de l'acquisition de tous les actes appris. Or, leur champ est infiniment plus vaste qu'il ne paraît à première vue et il comprend, en fait, toutes les fonctions de la vie de relation; toutefois, certaines d'entre elles semblent faire exception à cette règle, tel est le cas des mouvements de la marche et de l'articulation verbale; il nous faut donc en dire quelques mots.

La première de ces fonctions est éminemment complexe, car elle nécessite à la fois l'intervention simultanée de contractions synergiques convenablement mesurées de la plupart des muscles, tant du membre inférieur que du tronc, et la notion cons-

---

1. *In* Ribot, *Maladies de la Volonté.*

tante de la situation exacte dans l'espace de tous les segments du corps. Or, on n'enseigne pas à l'enfant à se tenir debout et surtout à marcher, en lui faisant décomposer les mouvements et les attitudes, comme on le fait pour le maniement d'armes; d'autre part il est bien démontré par l'observation que l'intervention ou la non-intervention de pratiques spéciales d'éducation n'explique nullement la précocité ou le retard de l'enfant à accomplir ces fonctions et que c'est uniquement dans l'état de santé générale et dans certaines prédispositions familiales qu'il faut en rechercher la raison. Il semble donc, à première vue, qu'il s'agisse là d'un mécanisme préformé et en quelque sorte instinctif.

Pour répondre à cette objection, il suffit d'examiner méthodiquement ce qui se passe lors de l'évolution du bébé : on voit alors qu'il se fait un réel travail lent et progressif d'élaboration dans lequel interviennent surtout les facultés d'observation et d'imitation et que, si une prédisposition d'origine atavique intervient, ce n'est qu'à titre purement auxiliaire et pour faciliter la tâche. L'enfant perçoit les mouvements qui s'exécutent devant lui et qui aboutissent à la translation et s'essaie spontanément à l'exécution des actes élémentaires qui les constituent; en premier lieu vient l'équilibre du tronc, aussi on le voit essayer, par tâtonnements successifs, de se dresser sur son séant, puis de se tenir assis et, peu à peu, s'enhardir, prendre la position verticale à côté d'un appui et, enfin, un beau jour, s'élancer et parcourir quelques pas, et, fait intéressant pour nos études ultérieures, sa démarche rappelle alors fortement, par ses caractères, celle de l'ataxique. Or, pendant ce travail, il est indiscutable que l'attention joue un rôle énorme : si, en effet, on assiste à ses exercices solitaires, on peut juger combien le bébé est absorbé et tout entier à ce qu'il fait; veut-on en faire la contre-épreuve, il suffit de l'interpeller ou de faire entendre quelque bruit pour que l'équilibre, laborieusement obtenu grâce au concours simultané de toutes les facultés, ne puisse être conservé : que l'une d'elles vienne à être distraite, c'est la chute!

Cependant, à la longue, les différents mouvements s'exécutent avec plus de coordination, chaque muscle fait ce qu'il doit faire et au degré voulu, sans qu'il soit besoin du contrôle incessant des centres supérieurs, l'attention peut être attirée ailleurs sans qu'il en résulte de troubles; à partir de ce moment les mouvements et attitudes élémentaires ont cessé d'être conscients et la volonté n'a plus à agir qu'au commencement et à la fin, pour la mise en marche et pour l'arrêt : une fois le départ décidé, nous sommes susceptibles de marcher longtemps sans nous apercevoir, à proprement parler, des mouvements que nous exécutons, il arrive même que des gens accablés de fatigue dorment en marchant.

Nous arriverions à des constatations analogues pour les mouvements de la parole, car l'observation méthodique nous montrerait que c'est un peu par imitation, et beaucoup par tâtonnements que l'enfant arrive à reproduire, d'abord à force d'attention, puis de plus en plus facilement, des sons dont les images auditives se superposent, en quelque sorte, exactement à celles que la mémoire a enregistrées.

Il apparaît donc, en définitive, qu'il y a identité complète dans le mécanisme d'acquisition de ces fonctions et dans celui des actes pour lesquels on ne discute pas le rôle de l'éducation : dans les deux cas, *il y a enchaînement automatique progressif des différents temps, c'est-à-dire, en définitive, selon l'expression classique, passage successif d'une série d'impressions du domaine du conscient dans celui de l'inconscient* [1].

1. A la question de l'automatisme psychique et moteur est liée intimement celle de la liberté et des limites du pouvoir de volition ; nous n'entreprendrons pas de la traiter ici complètement, et nous ferons seulement remarquer que, puisque rien n'existe dans l'esprit sans lui avoir été transmis par les sens, il semble juste de dire que l'homme n'est pas capable d'action spontanée, mais seulement de réaction ; et celle-ci est mise en jeu et commandée dans ses détails, soit par des circonstances de lieu ou d'état organique, soit par le résultat d'acquisitions antérieures, de l'éducation... Ainsi comprise, au sens strict, la liberté n'existerait pas, tout ne serait que réflexe plus ou moins direct ; dès lors il n'y aurait pas d'individus plus ou moins capables de volonté, il y aurait simplement des sujets à réflectivité plus ou moins sensible et active. — Les mots importent d'ailleurs peu, le sens banal qu'on leur prête suffit amplement pour l'étude des questions que nous avons à traiter.

III

LES ACTES PSYCHO-MOTEURS

A part les réflexes il n'existe pas d'actes purement moteurs; normalement, les centres psychiques participent toujours, à un degré quelconque, à leur exécution : sans cette conception il serait impossible de comprendre la notion du *moi*. — L'automatisme, résultat de l'éducation, est donc essentiellement psycho-moteur.

Dans les chapitres précédents nous avons scindé les phénomènes vitaux, d'après leurs caractéres objectifs les plus saillants, en actes moteurs et actes psychiques, mais cette division, utile pour l'étude, est purement théorique et ne correspond nullement à la réalité.

En effet, nous savons que, d'une façon générale, en dehors des fonctions propres à l'espèce qui n'ont nul besoin d'être apprises, et s'accomplissent avec régularité dès le début de la vie, tous nos actes sont le résultat de l'éducation. Or nous avons vu combien large est la part réservée au cours de celle-ci aux opérations d'ordre psychique ; tant pour concevoir l'acte, que pour en élaborer le mécanisme ou pour en surveiller l'exécution. Dans ces conditions, s'il est vrai que rien ne parvient à l'esprit sans lui avoir été transmis par les sens, il est logique de compléter cette formule en disant que *aucun acte de la vie de relation n'existe sans le concours de l'intelligence*, et que les trois facteurs : sensation, impression consciente et mouvement font partie d'un ensemble complexe, où ils entrent *continuellement* dans les combinaisons les plus variées et les plus intimes.

Cependant, cette constatation, évidente au début de l'acquisition des fonctions, semble controuvée lorsque celles-ci sont arrivées à leur état de parfait développement, c'est-à-dire d'exécution automatique. Or, pour répondre à cette objection, il faut établir une distinction nécessaire : nous avons vu que, parmi les sensations utilisées pour la reproduction des actes, il en était un certain nombre qui n'intervenaient qu'à titre de contrôle, c'est-à-dire de supplément d'informations, celles-ci arrivent rapidement à être réellement et complètement négligées, tel est, par exemple, le cas des impressions visuelles pour les mouvements de la marche ou du maniement d'armes. Mais, pour ce qui est des sensations essentielles correspondant à l'acte effectué : sensations tactiles, sensations d'attitude, de degré de contraction musculaire..., ce n'est qu'en apparence qu'elles cessent d'être perçues et, en réalité, elles continuent à l'être, mais d'une façon moins vive qu'au début, elles dominent donc la conscience d'une façon de moins en moins complète et laissent place, à côté d'elles, à d'autres modes de l'activité psychique. Mais, quelle que soit la place qu'elles occupent dans cette échelle décroissante, jamais, à l'état normal, elles n'arrivent à être nulles; sans jamais entrer dans l'inconscient proprement dit, elles restent dans les états de moindre conscience, c'est dans ce sens qu'il faudrait modifier la définition que nous avons donnée de l'éducation.

La conception des perceptions minima n'est d'ailleurs nullement une hypothèse; nombre de faits viennent, au contraire, l'appuyer : comment, par exemple, interpréter autrement ce qui se passe dans le cas banal de l'individu qui s'endort pendant l'exécution d'un morceau de musique pour se réveiller au moment précis où elle cesse?

De même, quand nous sortons d'un profond sommeil, combien différons-nous de l'individu qui reprend conscience après un évanouissement? Évidemment, nous n'avons aucun souvenir précis de ce qui s'est passé autour de nous, mais nous avons la notion de l'endroit où nous nous trouvons, et surtout le temps passé à dormir ne nous donne pas l'impression d'un néant, notre conscience a même si incomplètement sommeillé qu'il nous a été possible de nous réveiller spontanément à l'heure que nous nous étions fixée; dans le deuxième, au contraire, c'est la stupéfaction, la surprise, l'impression d'un trou profond dans notre existence qui se présente à notre esprit.

Enfin, comment concevoir autrement que nous ayons la notion de notre identité, que, lors de l'accomplissement d'un acte automatique, nous nous rendions compte que c'est nous qui y présidons, qu'il est l'œuvre de notre organisme et que celui-ci est bien le même qui agissait la veille ou dans l'instant d'avant? Or, pour cela, il faut que les innombrables impressions minima que nous percevons à ce moment se trouvent rapprochées de celles dont les images sont fixées dans notre souvenir et se relient à elles; la *notion du moi*, dit Condillac, *c'est la collection des sensations, de celles que la personne éprouve, de celles qu'elle se rappelle.*

Dès lors, si, comme l'établissent tous ces arguments confirmatifs, la perception sensorielle persiste toujours lors de l'exécution des actes de la vie de relation, il en résulte que jamais l'automatisme acquis par l'éducation n'est d'ordre exclusivement moteur : que les opérations psychiques dominent la scène ou qu'elles passent inaperçues, dominées par d'autres, à *l'état normal, il ne sera jamais que psycho-moteur*, ce point était indispensable à établir pour l'intelligence de la suite de cette étude.

IV

LES TROUBLES DE L'AUTOMATISME ET LE PRINCIPE GÉNÉRAL DE LA RÉÉDUCATION

L'automatisme, but de l'éducation, peut être troublé dans son acquisition ou bien dans l'harmonie et la régularité de son fonctionnement. — Or tous les intermédiaires existent entre les individus dont les facultés sont le plus troublées, et le plus rudimentaires, et ceux chez qui elles sont le plus actives et atteignent la plus grande perfection : le but de la rééducation est de faire remonter la série de ces intermédiaires et de ramener le fonctionnement automatique à la normale.

Nous avons vu que, du fait de l'éducation, les fonctions de la vie de relation arrivent à s'exécuter d'une façon automatique : or ce mécanisme peut être troublé de mainte manière, soit qu'il reste à l'état rudimentaire, soit qu'il s'établisse, mais n'arrive jamais à sa perfection et manque, en particulier, toujours de régularité, soit enfin que, après un temps plus ou moins long de fonctionnement parfait, il se trouve altéré ou détruit.

Telles sont les différentes circonstances dont il nous faut successivement passer en revue les principaux caractères, pour nous rendre compte du but de la rééducation et du principe général de ses méthodes.

Aux premiers cas correspondent l'idiotie et les états voisins dits d'imbécillité et de débilité mentale ! Or on sait que, dans les conditions les plus graves de cette triste infirmité, les sensations elles-mêmes semblent faire défaut : le sujet reste incapable de la moindre réaction, sa vie est purement végétative. Plus fréquemment, la sensibilité existe, mais à l'état rudimentaire : elle se manifeste de façon purement objective par des réflexes plus ou moins compliqués, analogues à ceux que peut exécuter un sujet endormi ou la grenouille décapitée des physio-

logistes; chaque système sensoriel, et même chacune des parties qui le constituent, agit pour son
propre compte, donnant lieu à ses réflexes particuliers, mais aucune impression n'est transmise
aux cellules de l'écorce, aucune image ne peut donc
être fixée et, *à fortiori*, aucune synergie des actes
n'est possible; ceux-ci sont toujours inattendus
dans leur production, incohérents dans leurs caractères, sans but ou disproportionnés à celui qui est
apparent. Quant aux facultés affectives, elles sont
pour des raisons analogues, ordinairement aussi
peu développées que les facultés intellectuelles et
l'idiot est souvent moins doué sous ce rapport que
l'animal qui sait, au moins, s'arrêter de manger
quand il est rassasié, choisir ses aliments, reconnaître son maître, manifester sa joie à la vue de
celui qui le traite bien et sa colère à l'aspect de
celui qui le maltraite.

Dans les cas les moins graves, enfin, il existe
quelques sentiments affectifs, des mouvements
relativement normaux dans leurs caractères élémentaires sont possibles, mais, toujours, on constate
que les facultés d'attention sont notablement diminuées : nombre d'impressions se trouvent donc
négligées et il en résulte une disproportion plus ou
moins considérable entre la réaction motrice et sa
cause ou son but (tel de ces sujets, par exemple,
ne peut saisir un objet sans le briser, tel autre ne
peut jouer sans donner des coups de tête ou de pieds
violents et dangereux pour ses compagnons.....)

Enfin, entre ces tares complexes et l'état normal, la clinique montre qu'il existe toute une série d'intermédiaires : ceux-ci sont représentés par les sujets simplement arriérés ou retardataires et, enfin, par ces individus que l'on fait rentrer, parce que leurs tares sont trop légères pour mériter leur classement dans un cadre nosographique bien défini, dans la classe si vaste et si vague des *dégénérés* (qu'il serait préférable, comme le voulait Charcot, d'appeler des *déséquilibrés*).

Or, des stades identiques à tous ces faits de passage entre le sujet le plus normal et celui qui est le plus bas dans l'échelle du développement, jalonnent l'histoire de l'évolution phylogénique de l'humanité et se rencontrent d'ailleurs aussi, comme nous l'avons vu, mais d'une façon passagère, au cours du développement ontogénique.

Dès lors, on en vient à se demander si, chez le sujet que nous considérons comme normal, la raison pour laquelle le travail d'éducation se fait si vite, si facilement, brûlant, en quelque sorte, les étapes, et avec une sorte de spontanéité, ne réside pas dans l'atavisme qui a préparé les voies, et si, dans les autres cas, il n'y aurait pas lieu d'invoquer une sorte d'oubli de cette prédisposition.

Mais, ce que l'espèce a pu progressivement acquérir par ses seules forces, ne peut-on rêver de le faire obtenir à l'individu *en remplaçant la série des tâtonnements naturels par une éducation méthodique ?* Cela semble d'autant moins illogique qu'il est banal de voir l'être humain arriver à apprendre et à exécuter ensuite automatiquement des actes auxquels il semblait originellement fort peu disposé? Ce sont ces réflexions qui ont servi de point de départ à la recherche de méthodes capables de ramener par l'éducation les êtres les plus tarés à un point le plus rapproché possible du type normal et la pratique a justement montré, surtout entre les mains de Bourneville, le bien fondé de cette conception théorique.

A côté de ces cas où l'automatisme n'arrive pas de lui-même à la perfection, il en est d'autres où il est altéré après avoir été plus ou moins longtemps absolument normal; le dérèglement du mécanisme peut alors porter sur l'association des images motrices et des moyens de contrôle de leur exécution, c'est ce qui se passe en particulier, dans l'*ataxie*, les *tics*, le *bégaiement*; d'autre fois, c'est dans le domaine de l'idéation pure que porte le trouble, tel est le cas des *psychoses*.

Parmi les affections qui rentrent dans le premier groupe, c'est l'*ataxie* qui retiendra notre attention en raison de sa complexité, de sa gravité et surtout de l'importance qu'elle présente dans l'histoire de la rééducation. — Or, on sait que, dans ce cas, la marche est particulièrement troublée; cependant il n'en a pas toujours été ainsi, les images motrices de la progression sont familières depuis longtemps au malade; d'autre part, ses muscles sont capables de fonctionner avec toute leur puissance et, en général, le jeu de ses articulations est normal. Cependant, il jette ses jambes d'une façon désordonnée, nullement appropriée aux circonstances, il les élève, par exemple, en terrain plat, à la même hauteur que s'il s'agissait de franchir un obstacle et les laisse ensuite retomber lourdement sur le sol ; il les embarrasse l'une dans l'autre ; le tronc subit des oscillations inquiétantes pour l'équilibre, et la recherche constante et maladroite du centre de gravité, ne permet souvent pas d'éviter la chute.

Pour ce qui est de la cause de ces troubles, elle est facile à reconnaître : en effet, on sait que, pour l'exécution de nos actes, il faut le concours simultané et constant d'une série d'impressions prenant leur point de départ, les unes à la périphérie et les autres à l'intérieur de l'organisme et que ce sont, en particulier, ces dernières qui, renseignant sur le degré de contraction musculaire et sur la situation r pective des différents segments les uns par rapport aux autres, permettent de garder l'équilibre et de mettre en jeu les légers mouvements nécessaires pour le rétablir au cas où il viendrait à être compromis. Or, chez le tabétique, la peau est, par places, anesthésique ; le sens musculaire est aboli au point que, souvent, le malade « perd ses jambes dans son lit », enfin, ce n'est pas assez que les excitations et les renseignements de contrôle soient insuffisants, il faut encore que la facilité de réagir aux impressions soit diminuée, comme en fait foi la disparition des réflexes.

Cependant, l'incoordination n'est en général, en dépit de tout, pas aussi intense que ne pouvait le faire prévoir la constatation de ces troubles sensitifs ; cela tient à ce que des suppléances interviennent : le malade demande, en particulier, à son œil des impressions supplémentaires propres à pallier l'insuffisance ou l'absence de renseignements fournis par son épiderme et son sens musculaire, et, au grand jour, les yeux ouverts, il est capable le plus souvent de rester en équilibre, de distinguer sa jambe droite de la gauche, d'exécuter des mouvements à peu près corrects, toutes facultés qui disparaissent quand on lui fait fermer les yeux ou quand il se trouve dans l'obscurité.

Or, il est intéressant de rappeler que nous avons constaté des phénomènes de même ordre au début du développement normal des images psycho-motrices. Notre démarche n'est-elle pas, ainsi que nous l'avons fait remarquer, analogue en tous points, lors de nos premiers pas, à celle de l'ataxique ? Et, lorsque nous apprenons une profession, n'avons-nous pas aussi des mouvements incorrects, désordonnés, mal appropriés au but à atteindre ? N'avons-nous pas alors besoin du contrôle constant de nos yeux ? Que l'on se reporte, pour s'en rendre compte, à ce que nous avons dit à propos du conscrit qui apprend le maniement d'armes !

Cependant, du fait de l'exercice et de la répétition méthodique, les sensations se sont affinées, des associations se sont créées..., dès lors, serait-il illogique d'essayer d'obtenir, chez des sujets dont des fibres et des cellules, antérieurement adaptées de la sorte, ont cessé d'être normales, une *adaptation nouvelle portant sur des fibres et des cellules restées saines?* Pourquoi, en un mot, ne pas essayer de traiter celui qui a perdu l'automatisme psycho-moteur comme quelqu'un qui ne l'aurait pas encore acquis? Pourquoi enfin, une thérapeutique du genre de celle qui est employée avec succès pour l'idiot, ce cas si complexe pourtant, où tout est à faire, ne pourrait-elle pas être utilisée pour l'ataxique, chez qui, en somme, manque si peu de chose? — Telle est la base de la méthode dite de Frenkel.

A côté de l'ataxie locomotrice, il existe des cas où il y a seulement un petit nombre de mouvements à modifier : on retrouve alors des troubles de même ordre, à cette différence près qu'il n'existe alors aucune lésion matérielle portant sur un point quelconque de l'arc réflexe psycho-moteur, c'est ce qui se passe chez le *bègue* et le *tiqueur*, les mêmes conclusions semblent donc valables *à fortiori*.

Pour les phénomènes d'idéation pure, on constate l'existence de modifications analogues : c'est ainsi que, dans les névroses, le grand stigmate est une perversion de l'automatisme des associations tel que nombre d'idées sont négligées et qu'il en résulte des erreurs dans les jugements consécutifs et les réactions organiques qui en dérivent. La perception d'une sensation anormale suffit, par exemple, du fait que toutes les impressions correctrices fournies par le reste de l'économie sont négligées, pour éveiller dans l'esprit tout un tableau morbide complexe et terrifiant : à l'occasion d'un choc sur l'épaule, par exemple, le groupe d'images accumulées dans le cerveau, par le fait de l'observation ou de l'instruction antérieure, relatives aux idées de paralysies du membre supérieur, se trouve associé aux sensations locales éprouvées, les impressions fournies par le sens interne qui montrent l'intégrité de l'articulation et de ses organes moteurs sont négligées, la conclusion est hâtive comme le serait le dévidement du ressort dans une pendule dont le mécanisme régulateur commandé par le balancier serait altéré et une paralysie fonctionnelle est créée. De même ordre sont les hallucinations et les dédoublements de personnalité si complexes qui caractérisent certains accidents hystériques, tous points sur lesquels nous aurons à revenir moins sommairement dans nos études ultérieures.

Or, ne présentons-nous pas naturellement une tendance aux vices de cet ordre que l'éducation est chargée de corriger? Le rôle du professeur n'est-il pas de développer les facultés d'observation et de leur imposer une discipline méthodique? N'est-ce pas la base de notre progression dans toutes les sciences que d'éviter les conclusions hâtives?

Mais si l'éducateur peut obtenir de tels résultats dans ce dernier cas, c'est-à-dire pour des actes auxquels nous ne sommes guère préparés par essence, pourquoi le thérapeute ne pourrait-il en obtenir de semblables, quand il s'agit du développement du sensorium commune? Telle est l'idée directrice de la cure rééducatrice des psychonévroses !

Nous n'insisterons pas plus longtemps sur cette question dont les détails nous occuperont à nouveau lors de l'étude des méthodes propres à combattre chaque cas particulier; nous pensons néanmoins en avoir assez dit pour prouver que le principe de la rééducation est, en définitive, logiquement acceptable dans tous les cas où l'automatisme psycho-moteur est altéré par excès ou par défaut.

LES MÉTHODES DE RÉÉDUCATION

DÉFINITIONS. — DIVISION DU SUJET

Avant de passer à l'étude de la technique des méthodes de rééducation, il est utile de s'entendre sur la définition exacte de ce terme et sur l'extension et la compréhension qu'il comporte.

Selon qu'on la définit par son but ou par son mécanisme, l'éducation est l'art de développer les fonctions physiques, intellectuelles et morales ou de créer l'automatisme fonctionnel ; le mot rééducation devrait donc, étymologiquement, s'appliquer uniquement aux méthodes destinées à refaire ce travail quand, pour une raison quelconque, ses effets auraient plus ou moins complètement disparu : tel est, par exemple, le cas quand il s'agit de paralytiques, d'ataxiques, d'aphasiques...

Mais, chez l'idiot, les fonctions ont toujours été nulles ou rudimentaires, chez le névrosé les tares qu'il faut modifier ont presque toujours existé au moins en puissance, attendant l'occasion de se développer ou, plus exactement, de manifester violemment leur présence, dès lors est-il logique de se servir du même vocable que dans le cas précédent et les mots d'*éducation spéciale* et d'*éducation complémentaire* ne seraient-ils pas mieux appropriés respectivement à chacune de ces circonstances ?

Cependant, les méthodes employées dans tous les cas auxquels nous avons fait allusion ont, en elles-mêmes, et quant à leur mécanisme, de grandes parentés et nombre de points communs, dès lors n'y aurait-il pas lieu de déplorer la multiplicité des termes employés ?

C'est, sans doute, le besoin de répondre à cette objection qui explique la fortune du mot rééducation qui, pris en son sens strict, ne conviendrait pourtant qu'à un petit nombre de cas.

Et cette extension peut se justifier jusqu'à un certain point ; prenons, par exemple, le cas le plus litigieux de tous, celui de l'idiot ; il faut, avons-nous vu, un travail actif, minutieux, prolongé pour l'amener au point où, normalement, l'éducateur trouve son sujet tout préparé, sans doute, pour une large part, du fait des acquisitions ancestrales ; autrement dit, *on est obligé de refaire tout un travail antérieur dont les traces se sont effacées*, le mot de rééducation est alors fort admissible !

Ainsi compris, on le définira donc : l'action de développer le jeu complet et régulier des fonctions organiques ou psychiques quand il est insuffisant ou irrégulier, du fait soit d'altérations acquises, soit de déviations originelles du type normal.

Ceci posé, une autre difficulté se rencontre : il est

classique de décrire les méthodes de rééducation sous les noms spéciaux de rééducation motrice, de rééducation psychique..., or ces expressions contiennent implicitement une erreur, car, nous l'avons vu, dans toutes les circonstances de la vie, les fonctions de perception sensorielle, d'idéation, de jugement... sont constamment en jeu, seule la part proportionnelle de chacunes d'elle varie et il n'existe pas d'acte exclusivement moteur, sensitif ou psychique ; le but de la rééducation est, par suite, comme le dit Brissaud, d'établir la *discipline psycho-motrice*. Ce n'est donc qu'en raison de nécessités d'étude et d'exposition que l'on a dû fractionner ce bloc complexe et la schématisation, ainsi réalisée, est tellement loin d'être conforme à la nature réelle des faits auxquels elle s'applique que, presque à chaque page, le lecteur trouvera l'occasion de faire des rapprochements avec ce qui précède ou ce qui suit, ou de constater même des redites inévitables. Cependant, après ce que nous avons dit dans les chapitres précédents, il lui suffira d'être prévenu pour être à même de refaire la synthèse où nous aurons dû faire l'analyse et alors il sera capable d'adapter les divers procédés de la méthode de rééducation à chacune des circonstances cliniques complexes en présence desquelles il pourra se trouver.

Nous allons donc exposer successivement les méthodes de *rééducation psychique, motrice* et *sensorielle*, autrement dit, et nous revenons pour la dernière fois sur ce point, les *méthodes éducatives des-*

*tinées à corriger les troubles dont le caractère prédo-
minant réside dans une modification des fonctions
d'idéation, de motilité ou de perception sensorielle.*

Avec la *rééducation psychique*, nous aurons en
vue la cure de tous les états psychasthéniques,
cette classe si vaste et si envahissante qui tend à
remplacer, dans le vocabulaire médical, celle des
névroses.

Sous le titre général de *rééducation motrice*, nous
envisagerons les méthodes destinées à rétablir la
motilité volontaire dans les paralysies, la coordination dans l'ataxie, le langage dans l'aphasie et
la mutité, la correction de l'articulation dans le
bégaiement et ses dérivés et enfin, les facultés
d'arrêt et de contrôle dans le cas de mouvements
involontaires (tics, stéréotypies).

Quant à la *rééducation sensorielle*, elle comprendra les procédés employés pour rétablir le
fonctionnement régulier des systèmes sensitifs
perturbés ou insuffisamment développés; nous y
joindrons, en outre, un bref exposé des méthodes
basées sur le développement de suppléances fonctionnelles actives d'autres organes éduqués spécialement dans le but de pallier des troubles
définitifs et incurables des appareils ordinaires de
perception.

A cet exposé nous joindrons ensuite, sous le
nom en passe de devenir classique de *rééducation
organique*, l'exposé de certaines pratiques de
gymnastique spéciale destinées à obvier aux troubles

de certaines grandes fonctions de la vie végétative et à leur rendre le jeu régulier et harmonique qui pourrait leur manquer.

Pour terminer, enfin, nous montrerons par quels moyens il est possible d'éveiller chez l'idiot les facultés qui lui manquent ou qui existent chez lui seulement à l'état rudimentaire : l'étude de ce cas si complexe, si curieux et si démonstratif de l'étendue des services que l'on peut demander aux méthodes éducatrices, sera la meilleure conclusion qu'il soit possible de donner à ce travail.

PREMIÈRE PARTIE

LA RÉÉDUCATION PSYCHIQUE

CHAPITRE I

LES TROUBLES AUXQUELS S'ADRESSE LA RÉÉDUCATION PSYCHIQUE. — LES BASES DE LA MÉTHODE[1]

> « L'homme fait lui seul une conversation intérieure qu'il importe de bien régler. »
>
> (PASCAL.)

Les malades atteints de névroses, c'est-à-dire de troubles des fonctions psychiques, en dehors de toute lésion organique appréciable, sont rangés, en pathologie, dans des grands cadres nettement définis, auxquels on donne les noms bien connus d'*hystérie*, de *neurasthénie*, d'*hypochondrie*...; mais cette di-

1. Sur cette question consulter les travaux de Janet (*Névroses et idées fixes, Obsessions et psychasthénie, l'État mental des hystériques*); de Bernheim (*Hypnotisme, suggestion, psychothérapie*); de Sollier (*Genèse et nature de l'hystérie, l'Hystérie et son traitement*); de M. de Fleury (*les Grands Symptômes neurasthéniques, pathogénie et traitement*); de Dubois (de Berne) (*De l'influence de l'esprit sur le corps, les Psychonévroses et leur traitement moral*); de P.-E. Levy (*Éducation rationnelle de la volonté et son emploi thérapeutique, Sur la délimitation du nervosisme à propos de l'élément douleur, Traitement psychique de l'hystérie, la rééducation, Cure définitive de l'hystérie, rééducation*); de Camus et Pagniez (*Isolement et psychothérapie*); de Nogier (*Éducation des facultés mentales*); de Dallemagne (*Physiologie de la volonté, Pathologie de la volonté*); de E. Laurent (*la Neurasthénie, causes et remèdes*).

vision, pratique pour l'étude, est purement schématique et ne correspond nullement à la réalité clinique, et il est souvent bien difficile de faire rentrer les faits observés dans telle ou telle de ces classes; cela tient à ce que tous les intermédiaires et tous les faits de passage existent entre les cas-types de chacune d'elles (de même d'ailleurs, comme nous l'avons déjà vu, qu'entre l'individu doué de la mentalité la plus normale, et celui chez qui elle présente les tares les plus profondes et les plus graves).

Or, les études de psychologie pathologique modernes ont montré que, dans tous ces cas sans exception, se rencontre un caractère commun : « *la diminution de la capacité de synthèse actuelle des phénomènes psychologiques* », et cette constatation a permis de concevoir un groupement nosologique nouveau plus général et plus clinique que l'ancien et que l'on désigne sous le nom de *psychasthénie* (ou d'*états psychasthéniques*). Et cette conception a non seulement le mérite d'être pratique, mais encore celui de mettre en lumière la possibilité d'employer des *méthodes thérapeutiques communes à tous les cas de névroses*, ce qui ne découlait nullement des anciennes doctrines.

On ne saurait toutefois, en raison de leur importance même, accepter *a priori* ces données : un examen relativement approfondi des bases sur lesquelles elles reposent nous semble donc s'imposer, il nous permettra, en outre, de pénétrer les principes directeurs de la cure de rééducation psychique[1].

Dans cette étude, nous suivrons pas à pas les travaux auxquels nous venons de faire allusion, c'est-à-dire que nous nous attacherons d'abord à l'analyse des phénomènes de l'hystérie qui, en raison de leur fréquence, de leur complexité, de leur polymorphisme ont, le plus souvent, retenu l'attention des cliniciens et des psychologues et fourni les plus utiles enseignements sur le mécanisme intime des névroses; ensuite nous chercherons dans quelle mesure les résultats auxquels nous serons arrivés s'appliquent aux troubles qu'il est classique de faire rentrer dans les cadres pathologiques voisins, enfin nous nous efforcerons de déduire de cette étude la manière générale de combattre toutes ces affections.

D'une façon générale, les actes anormaux qui caractérisent l'hystérie peuvent être répartis schématiquement en deux groupes : 1° les uns sont inadaptés aux circonstances présentes et, par suite, absurdes et illogiques, moins en eux-mêmes que par rapport à celles-ci ; persistent-ils pendant une longue durée et parallèlement à une faible altération de la conscience, ils constituent ce que l'on appelle les *accidents hystériques* ; sont-ils, au contraire, de faible durée, mais accompagnés de la suppression totale ou, tout au moins, d'une dimi-

1. Dans l'exposé de cette question nous suivrons surtout les remarquables travaux de Janet.

nution énorme de la conscience, ils correspondent aux *attaques*; 2° les autres, tout en se déroulant complètement en dehors du moi pensant habituel, sont cependant coordonnés, logiques, appropriés au milieu et aux circonstances, et tels qu'il semble y avoir, en quelque sorte, dans le même corps et servis par les mêmes organes, deux personnalités différentes agissant successivement et à l'insu l'une de l'autre, c'est ce qu'on appelle le *somnambulisme*.

Existe-t-il un lien commun entre ces troubles si disparates? Pour répondre à cette question, nous procéderons du simple au complexe et nous examinerons d'abord ce qui se passe dans les plus simples, les plus élémentaires des manifestations de l'hystérie, dans celles qui se prêtent le plus facilement à l'analyse psychologique : *les contractures et incapacités fonctionnelles*.

En pareil cas, seul un observateur superficiel pourrait être porté à conclure à l'identité avec les troubles de même ordre que l'on constate lorsqu'il existe une lésion portant sur un point quelconque du système neuro-musculaire (fracture, névrite...); en effet, des dissemblances profondes éclatent à chacune des étapes successives de l'examen clinique : c'est d'abord l'absence totale de proportions entre la gravité des accidents constatés et la cause à laquelle ils semblent se rattacher (traumatisme ou même, simplement, émotion violente), mais ce qui frappe surtout, et d'une façon absolument constante, c'est que les troubles observés ne correspondent nullement à des territoires anatomiques définis : il y a de l'anesthésie cutanée comme dans les névrites ou les ruptures de tubes nerveux, mais elle est répartie d'une façon que rien ne permet d'expliquer ; elle revêt, par exemple, la forme de manchette, de gant ; de même les altérations motrices présentent des allures paradoxales : l'impotence varie d'un moment à l'autre et, surtout, elle est absolument incohérente dans ses manifestations objectives, tel malade, par exemple, incapable de se servir de son bras pour les actes ordinaires de la vie, le porte en avant s'il est menacé de perdre l'équilibre, tel autre paraît dans l'impossibilité de se tenir debout et de marcher et est capable de courir ou bien d'exécuter, dans son lit, et avec une coordination et une force normales, tous les mouvements de la marche ; la paralysie ne porte donc pas sur les muscles considérés en eux-mêmes, mais seulement sur l'accomplissement de certains actes, autrement dit, *elle présente une systématisation purement fonctionnelle.*

On semble, par suite, en droit d'écarter d'une façon presque certaine l'idée, non seulement d'existence, mais même de possibilité d'une lésion anatomique explicative ; on en arrive donc à se demander si les accidents ne puisent pas leur origine dans un trouble mental pur. Ne serait-il pas, par exemple, possible que, du fait de la violente émotion ressentie lors d'un traumatisme, les images de complications graves, de conséquences fâcheuses aux aspects variés, qui se sont trouvées évoquées dans le cerveau du malade, ne se soient imposées à lui comme des réalités ? Un phénomène d'ordre analogue ne se rencontre-t-il pas, et nous aurons l'occasion de revenir sur ce point, dans certains cas à la suite de rêves ?

Cette hypothèse présente le double avantage d'expliquer des phénomènes qui, sans elle, seraient en apparence incohérents et, en outre, de pouvoir être confirmée par les expériences ; en effet, le tableau de l'impotence présentée par le malade est conforme à celui que les gens étrangers aux choses médicales imaginent de la paralysie, les notions de localisation anatomique et physiologique leur étant inconnues, et seules celles de systématisation fonctionnelle leur étant familières[1]. — D'autre part, il est possible, en mettant en jeu le même mécanisme, de reproduire à volonté, dans certains cas, des faits cliniques analogues : c'est ainsi qu'il suffit d'affirmer à certains sujets qu'ils sont atteints de paralysie[2] pour qu'ils réalisent une impotence présen-

---

1. Les malades qui ont vieilli dans les services d'hôpital font quelquefois exception à cette règle, mais jamais au point de rendre le diagnostic impossible.

2. Voici, par exemple, une observation du professeur Dubois qui est particulièrement suggestive : « Un jeune soldat entre à l'hôpital pour une angine et le professeur qui l'examine lui pose à brûle-pourpoint la question : « Depuis quand votre bras droit est-il paralysé ? » Étonné, il proteste timidement et assure qu'il n'a rien au

tant les caractères que nous avons signalés et, ce, jusqu'à ce qu'intervienne une suggestion contraire ; la synthèse vient donc confirmer les résultats auxquels était arrivée l'analyse psychologique directe ; l'existence d'un trouble de l'idéation, loin d'être une simple hypothèse, est, par suite, solidement établie.

Pour ce qui est de sa nature intime, dans le cas particulier elle est facile à démêler : il apparaît, en effet, que ce qui le caractérise essentiellement c'est l'*absence de contrôle des parties supérieures de l'encéphale sur la réalité d'une série de conceptions qui se sont imposées à elles*, absence de contrôle consistant surtout dans la négligence systématique d'une série de sensations : chez un sujet à cérébration normale, en effet, les sensations tactiles, musculaires...

bras. Mais le professeur ne perd pas son assurance et s'adressant au cortège de ses élèves : « Voyez Messieurs, leur dit-il, voilà un jeune homme qui a une paralysie pyschique du bras droit et, comme c'est généralement le cas dans cette curieuse maladie, le sujet n'a pas conscience de son impuissance. Et pourtant vous le constatez, son bras est inerte et quand je le lâche après l'avoir soulevé il retombe comme une masse ? Et le bras resta paralysé jusqu'au jour où une suggestion inverse en rendit l'usage au jeune homme. Et le professeur Dubois ajoute ces réflexions explicatives : « L'état d'âme de ce jeune soldat était bien naturel. Sans doute il aurait pu penser : « Mais non, mon bras n'est pas paralysé ; quand « je suis venu, j'ai salué de la main droite, j'ai fait tel ou tel tra- « vail avant de venir. » Mais c'est un jeune paysan timide qui a perdu son assurance en présence de ces savants messieurs. Il ne connaît de la suggestion ni le mot ni la chose ; il ne peut pas non plus croire à une plaisanterie. Il ne lui reste qu'à admettre que ces savants en savent plus que lui ; il le croit et il est paralysé. L'erreur est absurde, mais elle était inévitable dans les conditions psycho-ogiques de l'expérience. La crédulité est ici le fruit d'une ignorance et d'une émotivité bien pardonnables. »

venant des parties impotentes, seraient prises en considération et opposées à l'idée acceptée, en quelque sorte, *à priori*, enfin interviendrait le désir de se rendre compte expérimentalement de sa valeur objective, chez l'hystérique, au contraire, rien de tel ne se produit : ce malade semble se comporter à la façon des élèves qui, au début de leurs études scientifiques, résolvent un problème de géométrie en négligeant de vérifier si les faits sur lesquels ils s'appuient, et qui s'imposent à eux du fait d'une simple impression, visuelle ou autre, sont démontrés. *Inattention à une série de phénomènes organiques, conclusions hâtives et illogiques, tel semble donc être, en définitive, le phénomène psychique dominant dans le cas considéré*[1].

En possession de ces premières données, il est possible de passer à l'étude de phénomènes plus complexes et, en particulier, d'essayer de dégager, au milieu de l'incohérence symptomatique qu'ils présentent, la nature réelle des grands accidents hystériques.

L'étude de quelques faits expérimentaux qui, d'ailleurs, ne font que réaliser artificiellement des cas cliniques analogues, nous sera d'une aide précieuse pour cette recherche. Il suffit, par exemple,

---

1. La possibilité de conserver une attitude ou d'exécuter un mouvement déterminé d'une façon indéfinie s'explique de la même façon : les impressions locales pénibles sont négligées et ne parviennent pas au cerveau. Il est intéressant de rapprocher de ce fait expérimental banal, cet autre que les fakirs arrivent, *par un entraînement spécial*, à réaliser les mêmes conditions.

d'affirmer à certains sujets [1] qu'ils sont tel ou tel personnage ou qu'ils exercent telle ou telle profession pour qu'ils accomplissent aussitôt les actes que, par leur éducation antérieure, ils ont reconnus être propres à ce personnage ou à cette profession : ils entrent, en quelque sorte, si on nous permet une expression un peu triviale, mais qui rend bien compte des faits, dans la peau du rôle qu'on leur a imposé : telle hystérique, à laquelle on a déclaré qu'elle était prêtre, bénit, officie, prêche... et ce, avec recueillement ou dérision, selon la manière dont elle concevait auparavant l'exercice de ce ministère ; telle autre, sur l'affirmation qu'elle est couturière, s'assied devant une table, exécute tous les mouvements correspondant au travail à la machine.

Si on s'attache à l'interprétation minutieuse des détails de ces faits, on retrouve les mêmes tares mentales que dans les incapacités fonctionnelles ; mais, cette fois, ce ne sont plus seulement les sensations actuelles, relatives à l'organisme même, qui sont incomplètement perçues, le trouble porte également sur celles qui proviennent du milieu ou des objets environnants : le sujet voit sa table, voit ses vêtements..., mais néglige un certain nombre de leurs caractères objectifs et y supplée par l'évocation d'images cérébrales propres à l'ensemble correspondant à l'idée du rôle imposé : la table est vue, par exemple, sous l'aspect d'une machine à coudre avec

1. Cette expérience est réalisable chez certains sujets en dehors même de tout état d'hypnose.

laquelle elle a, en effet, quelques vagues caractères communs... Enfin, cette « désagrégation de la perception » porte également sur la série d'impressions emmagasinées antérieurement, dont la collection forme, comme nous l'avons vu, le moi.

Dès lors les impressions, en petit nombre, qui sont réellement perçues, prennent une force, un relief exagérés puisque aucune idée correctrice n'est simultanément enregistrée, elles arrivent donc à dominer les représentations mentales et les impulsions motrices d'une façon illogique et absurde. — C'est la prédisposition à ces troubles de la pensée que désigne le mot *suggestibilité*, que nous aurons, par la suite, maintes fois l'occasion d'employer[1].

Mais cette inattention, cet illogisme, cette précipitation dans l'enchaînement des concepts, n'éclatent pas seulement à propos d'une idée venue du dehors,

---

1. En fait, la délimitation de la suggestion est assez difficile, mais on ne saurait pourtant accepter la définition de Bernheim pour qui c'est « l'acte par lequel l'idée est introduite dans le cerveau est accepté par lui », définition trop générale qui confond sous un même vocable des choses aussi différentes que la « leçon du professeur à son élève et les hallucinations provoquées chez une hystérique ». Il est donc préférable de la regarder, avec Janet, comme la puissance illogique, non proportionnée à la réalité, avec laquelle une idée s'affirme à l'esprit et domine nos actes, autrement dit, « non comme un fait normal, mais comme le déséquilibre d'une fonction normale » (déséquilibre qui, en définitive, se traduit par la disproportion avec laquelle dure l'idée par rapport à ce que durerait une idée analogue chez un sujet normal, par la fréquence et la facilité de sa répétition, et enfin par sa reproduction toujours dans le même ordre, selon le même rythme et « sans provoquer ni perception consciente pendant l'accomplissement, ni souvenir quand elle est terminée »).

d'une affirmation, par exemple, il peut en être de même à propos d'une simple impression sensorielle et il suffit, par exemple, de faire prendre à certaines hystériques une attitude déterminée pour qu'elles manifestent les sentiments et exécutent les actes auxquels celle-ci est ordinairement liée : vient-on, par exemple, à leur joindre les mains, aussitôt elles tombent à genoux, marmottant des prières [1] ; autrement dit, des impressions spéciales fournies par le sens musculaire suffisent alors à déclancher tout le système automatique psycho-moteur antérieurement fixé dans le cerveau dont elles peuvent *éventuellement* faire partie.

Or il ne manque pas d'intérêt pour notre étude de constater la profonde analogie qui existe entre ces faits et ce qui se passe dans le rêve : celui-ci correspond-il, par exemple, à l'idée de morsure à la main, c'est, apparemment, qu'un point quelconque des organes de sensibilité (centres, troncs ou extrémités des nerfs) aboutissant à cette région a subi une excitation et celle-ci s'est trouvée rattachée inconsciemment à une série d'idées qui avaient pu, antérieurement, être associées à une impression de même ordre et de même siège ; or, à l'état de

---

1. Il est intéressant de rapprocher de ce fait le conseil donné par Ignace de Loyola, « lorsque l'on veut provoquer un sentiment, de prendre à l'avance les attitudes du corps que détermine ce sentiment » (cité par Camus et Pagniez, *in Isolement et psychothérapie*). Peut-être est-ce par un phénomène de cet ordre qu'il faut interpréter certains rêves : les sensations relatives à une attitude prise fortuitement pendant le sommeil, éveilleraient les idées correspondantes.

veille, rien de tel n'aurait pu arriver, car les sensations contemporaines fournies par la vue, par l'ouïe se seraient composées avec la première et auraient donné naissance à la conception d'un tableau différent, plus conforme à la réalité : l'automatisme idéogène n'eut pas été mis en branle d'une façon aussi illogique et prématurée.

Cependant, dans ce cas si troublant du rêve, l'impression peut avoir été assez vive pour que son souvenir persiste au réveil et pour que l'intervention d'opérations intellectuelles, conscientes et réfléchies, telles que, dans notre exemple, la recherche sur la main des traces de la morsure soit nécessaire, pour se convaincre de l'illusion dont ils ont été le jouet.

Mais il est des sujets chez qui l'esprit de contrôle est si peu développé et dont la suggestibilité est telle que l'idée conçue en rêve persiste indéfiniment avec toute sa force et toutes ses conséquences ; éveillés, ils continuent à lui conformer leurs actes qui deviennent, par suite, absurdes par rapport aux circonstances réelles.

Or, des phénomènes de même ordre, relevant de la même tare mentale, se retrouvent à l'origine d'un grand nombre de manifestations de l'hystérie, aussi incohérentes, en apparence, dans le fond que dans la forme, et c'est par eux qu'il est facile de les expliquer. Toutefois, dans ces circonstances, souvent il arrive que l'idée conçue, en dehors de la conscience actuelle du sujet, ne semble avoir laissé aucun souvenir et il faut employer certains artifices expérimentaux pour la dépister, mais, qu'elle soit immédiatement ou médiatement consciente, son rôle est toujours identique et indéniable.

C'est ce fait qu'ont exprimé Charcot, puis Janet en comparant ces idées à des *parasites de la conscience :* ceux-ci pouvant, tout comme les parasites du corps, réagir plus ou moins activement sur les fonctions de leur hôte, sans que celui-ci ait prise sur eux et même sans qu'il ait conscience de leur présence, les désordres occasionnés étant seuls remarqués.

A la faveur de cette notion des idées-parasites, l'explication des accidents de la Grande Névrose devient facile. Ainsi, dans les chorées rythmées, les mouvements systématisés cessent de se présenter comme illogiques et absurdes en eux-mêmes, on reconnaît qu'ils sont appropriés exactement à l'idée subconsciente qui domine le malade, souvent à son insu : L'observation suivante mettra ce caractère en relief[1] : « Une jeune fille de treize ans, l'air doux et aimable, cela n'est pas indifférent pour l'intelligence du cas, est amenée dans le service de M. Hanot pour un tremblement qui lui est survenu au bras et à la jambe droite depuis quelques jours. Ce tremblement, ou plutôt cette chorée, car les mouvements sont assez étendus, ne semble pas, au premier abord, très nette, car la malade mêle des

---

1. *In* Janet : *État mental des hystériques.*

mouvements volontaires avec les mouvements choréiques ; mais, quand la malade est couchée, qu'elle a la tête du côté gauche et qu'elle parle avec une personne qui la distrait, les mouvements choréiques deviennent nets et intelligibles. Ils sont bien rythmés, le pied se fléchit et s'étend régulièrement, c'est un mouvement de pédales ; la main à demi fermée tourne autour du poignet, c'est un mouvement de roue. On me dit que la malade travaille dans un atelier, à un singulier métier ; elle fabrique des yeux de poupée et il paraît qu'elle actionne une pédale avec le pied et une roue avec la main. La chorée répète donc les mouvements professionnels, mais pourquoi les reproduit-elle ainsi ? La nuit, la malade rêve tout haut, elle gémit, murmure : « il faut travailler, il faut travailler », et le mouvement choréique se produit de plus belle sous la couverture. En faisant causer cette jeune fille, j'apprends que ses parents sont pauvres, qu'un soir, les enfants étant couchés, ils ont parlé de leur misère et de la difficulté de payer le terme qui approchait. Elle était dans un demi-sommeil, elle a entendu, s'est mise à rêver « il faut travailler, il faut travailler », le pied et le bras continuent à « travailler[1] ».

[1]. Le tremblement hystérique peut s'expliquer de même : dans un cas cité par Janet, il s'agit d'un couvreur qui est tombé d'un échafaudage et est resté suspendu par le bras droit. « Quand il fut retiré plus mort que vif, il tremblait de tout le corps et claquait des dents. Rien de plus naturel ; seulement l'accident a eu lieu il y a deux ans et il tremble encore. Le tremblement a, il est vrai,

L'attaque hystérique se présente de même à un observateur attentif et sagace comme la réévocation, comme la représentation scénique des impressions vécues (réellement ou du fait d'une illusion) lors de l'événement provocateur : un malade de Janet, par exemple, était entré dans son hystérie à la suite d'un rêve terrifiant au cours duquel il luttait contre un voleur, qu'il repoussait de la main droite, pendant que celui-ci lui mettait le genou sur l'hypochondre gauche et lui serrait le cou avec la main ; or, à son réveil, il présentait un point hyperesthésique au flanc gauche, une plaque d'anesthésie au cou, une paralysie presque complète du bras droit avec anesthésie, tous accidents dont le malade ne songeait aucunement à révoquer en doute la cause (et moins encore, par suite, la réalité). Et, lors de ses crises convulsives, sa physionomie prenait subitement toutes les apparences de la terreur et de l'effroi, puis éclatait une série de mouvements, en apparence absurdes, mais qu'un observateur au courant de ce qui s'était passé, pouvait facilement identifier avec ceux d'un homme qui se débat contre un ennemi qui le terrasse et cherche à l'étrangler.

Pour ce qui est de la cause du déclenchement

diminué ; il réapparaît avec violence quand le malade essaye de se servir de son bras droit et, à ce moment, il ressent encore une peur et une angoisse, il rêve qu'il tombe et a des gestes d'horreur, il aime mieux se servir de son bras gauche. »

L'imitation peut enfin être seule en cause : c'est par elle que s'expliquent les épidémies de tics, chorées, attaques hystériques.

de ces représentations cinématographiques, elle est éminemment variable, mais toujours caractérisée par son peu de valeur objective réelle : dans le cas ci-dessus il suffisait, par exemple, d'un attouchement fortuit de l'hypochondre ou du cou [1]. A la longue, pourtant, les choses se compliquent, des scènes diverses s'intriguent, la cause provocatrice devient de plus en plus variée [2], mais, toujours, l'analyse psychologique, aidée ou non de moyens accessoires d'information (hypnose, écriture automatique) parvient à reconstituer l'enchaînement des faits et à arriver à l'unité de nature et de mécanisme [3].

1. La cause provocatrice est quelquefois très indirecte; par exemple, une femme atteinte d'hystérie convulsive dont les paroxysmes rappelaient ceux de la colère la plus violente, est prise d'une attaque absolument inattendue : on en cherche la cause, et on la trouve dans la présence près d'elle d'un objet ayant appartenu à son mari qui l'a trompée indignement.

2. L'aura peut être purement psychique : telle malade qui est entrée dans les grandes manifestations hystériques à la suite d'une colère se sent, au début de ses crises, « irritée, sans savoir pourquoi », puis, dans la crise même, elle présente, au complet, les jeux de physionomie, gesticulations... de la colère.

3. Il faut, compter, en particulier, avec ce que Janet appelle des *suggestions points de repère*, dont il est indispensable de dire ici quelques mots pour parer par avance à des objections que l'étude de certains cas ne manquerait pas de soulever. En voici deux exemples, l'un l'observation directe, l'autre expérimental : un jour Janet interpelle une de ses malades en traitement d'un nom qu'on lui donnait familièrement pendant son enfance; dès lors elle ne reconnaît plus son médecin, se met à jouer tout comme un enfant, répond aux questions sur son âge qu'elle a huit ans, parle à ceux qui l'entourent comme s'ils étaient les personnes avec qui elle était en rapport à cette époque de sa vie...; l'audition d'un simple vocable lié au souvenir de toute cette période a donc suffi pour déclencher toute la mise en scène à laquelle il était lié dans sa mé-

Au point où nous en sommes arrivés, il ne nous reste plus pour avoir une notion complète du mécanisme des manifestations hystériques qu'à nous occuper des faits dits de *somnambulisme*. Dans ces conditions, tantôt le sujet assiste lui-même avec étonnement à ses propres actes comme s'ils étaient accomplis par une autre personne ; tel est, par exemple, le cas du médium qui parle à ceux qui l'entourent[1], « cependant que sa main, entraînée par un mouvement dont il ne se rend pas compte, écrit, sans le concours de sa volonté, des choses qu'il ignore lui-même et qu'il est tout surpris de lire ensuite ».

D'autres fois il exécute, pendant un temps parfois très long, des actes importants et complexes qui ne se relient nullement à sa personnalité antérieure et

moire. — Dans le deuxième cas, Janet suggère à un individu en état d'hypnose l'exécution d'un acte, et, en même temps il lui touche l'épaule : par la suite le moindre attouchement, même fortuit, de cette partie du corps suffisait à faire exécuter à nouveau l'acte suggéré... Ainsi, dans la genèse des manifestations de l'hystérie convulsive, il faut compter avec l'intervention, de plus en plus grande à mesure que l'on s'éloigne du début de ces troubles, de points de repère complètement étrangers à l'idée première et il a fallu tout le génie de certains observateurs pour venir à bout des difficultés ainsi créées pour l'analyse psychologique.

1. On rencontre en clinique des faits analogues à ces faits expérimentaux : certains sujets assistent à leurs actes sans pouvoir les empêcher : « Ce n'est pas moi qui marche, disent-ils, ce sont mes jambes qui marchent toutes seules. » « Quand je pense à quelque objet, il y a comme une personne qui me mène par la main pour le chercher, j'y vais sans savoir pourquoi, j'ignore qui est cette personne... » Qu'il l'approuve ou non, le sujet doit accomplir l'acte que sa deuxième personnalité commande à sa première (impulsions, kleptomanie...).

qu'il oublie ensuite brusquement pour reprendre, au point précis où il en était quand il l'a quitté, le travail qu'il exécutait dans son existence première et essentielle. Ainsi s'expliquent les fugues [1] dont on observe des cas si curieux; plus caractéristique encore et presque schématique est l'exemple de ce malade qui est soudain frappé d'amnésie otale, et auquel on s'attache alors à enseigner à nouveau la parole, la lecture, l'écriture...; mais, soudain, la mémoire lui revient et il revit sa vie antérieure comme si rien ne s'était passé d'anormal; quelques mois plus tard, nouvelle crise d'amnésie, mais, fait curieux, cette fois elle porte sur toutes les facultés excepté sur les rudiments que l'on était déjà arrivé à rééduquer lors de la première attaque, le sujet reprend donc, à ce moment, la deuxième personnalité qu'il avait revêtue, au point exact où il l'avait quittée; inutile d'ailleurs d'ajouter que, à aucun moment, il ne présenta la moindre conscience de l'entr'acte qui s'était écoulé entre les deux pièces auxquelles il avait participé comme acteur principal.

Dans ces états, *la désagrégation de la perception, la dissociation des opérations psychologiques, sont donc poussées au maximum puisqu'elles vont jusqu'au dédoublement de la personnalité* et on peut dire qu'ils constituent comme la synthèse de tous

---

1. Il existe d'autres fugues, de nature épileptique, mais qui ne ressemblent que de fort loin aux fugues hystériques, dont elles ne présentent, en particulier, pas en général la coordination et la logique dans les actes,

les faits que l'analyse nous avait révélés ; d'ailleurs l'emploi du somnambulisme provoqué (et de l'écriture automatique, qui en est un mode élémentaire) a été, nous l'avons vu à plusieurs reprises, un moyen auxiliaire puissant de recherches).

La seule objection que l'on puisse désormais opposer à la *conception de l'hystérie, maladie purement mentale*, réside dans l'existence de stigmates physiques objectifs, ignorés le plus souvent du sujet ; mais l'observation attentive montre qu'ils naissent surtout du fait qu'on les recherche, qu'ils sont inconstants et ne constituent, en dernière analyse, qu'une manifestation de l'état d'épuisement rapide du système nerveux, de la tendance à l'inattention, à l'amnésie, de l'incapacité à percevoir simultanément plusieurs impressions : le malade qui en est porteur se comporte donc, pourrait-on dire, par rapport aux individus normaux, comme un sujet qui n'aurait pas reçu d'éducation musicale spéciale par rapport à un chef d'orchestre, ce dernier étant seul capable de percevoir simultanément le jeu des divers instruments et de suivre la partition.

En résumé, *l'état mental[1] caractéristique de l'hystérie consiste donc dans l'impossibilité de percevoir simultanément et complètement des impressions*

[1]. On comprend désormais la valeur des définitions, données respectivement par Charcot et Sollier, de l'hystérie : « Ce n'est pas, dit le premier, une maladie, mais un mode particulier de sentir, de réagir », « ce n'est, dit le second, qu'une manière de fonctionner du cerveau. »

multiples, de les grouper au complet et de les ratta-
cher à d'autres antérieurement perçues ; de là résulte
de l'illogisme, de la précipitation dans les jugements
et, enfin, la formation de concepts erronés et l'exé-
cution d'actes incohérents, absurdes et déplacés,
moins en eux-mêmes que par rapport aux circons-
tances de temps et de lieu. On remarquera que cette
formule à laquelle nous arrivons n'est, en somme,
que la paraphrase de celle que nous énoncions au
début de cette étude comme caractéristique de la
psychasthénie.

Mais ces caractères, si développés chez les hystériques, dont ils constituent le véritable stigmate,
ne sont, en eux-mêmes, nullement exclusifs à ces
sujets? Le strabique ne supprime-t-il pas par inattention une des deux images qui l'impressionnent
et ne semble-t-il pas ne voir que d'un œil, alors
que ses deux rétines sont également sensibles[1]?

Et, de même, dans le domaine psychique pur,
l'hystérique est-il seul « à se donner tout entier à
l'idée présente, sans aucune de ces réserves et de
ces restrictions mentales qui donnent à la pensée
sa modération, son équilibre et ses transitions » ?
Ne voyons-nous pas tous les jours des individus
normaux sembler abandonner, dans certains cas,
toute leur personnalité antérieure pour faire corps
avec la personnalité de ceux qui les entourent : telle
est la psychologie des foules, de « l'âme collective » ;

1. *In* Héricourt, *l'Activité inconsciente de l'esprit.* (Rev. scientif.,
1889, II, p. 262.)

d'ordre analogue est l'effet de l'entraînement produit par un spectacle émouvant. Dans toutes ces circonstances, on arrive à exécuter des actes dont, en toute autre, on eût été incapable, soit que le sentiment de la conservation, soit que celui de la dignité personnelle eût exercé une action de frénation.

De même, une opération purement psychique et idéative n'est-elle pas capable de provoquer chez des sujets normaux les phénomènes moteurs correspondants presque à leur insu : à la lecture du récit d'un acte de sauvagerie on ferme les poings, au souvenir d'une catastrophe on blémit...

Enfin tous les faits de distractions, de gestes inconscients exécutés pendant que l'attention est vivement retenue ailleurs, pendant le travail, par exemple, les jugements erronés portés sur la perception d'une seule impression, tout cela n'est-il pas d'observation banale chez des sujets à propos desquels on n'est pourtant pas en droit de parler de déséquilibre mental ?

Ce n'est donc pas la simple existence, mais seulement l'exagération de ces modalités du fonctionnement psychique qui caractérise l'hystérie, c'est enfin la puissance et la durée anormales des représentations consécutives. Comme toujours en clinique le symptôme morbide *se montre donc la simple perversion, en plus ou en moins, de phénomènes qui existent en puissance à l'état normal.*

Or les conclusions auxquelles nous sommes arrivés pour l'hystérie, cas complexe, sont également vraies pour la *neurasthénie* et pour les formes d'*hypochondrie*, qui se rapprochent de cette dernière au point de mériter pour nombre d'auteurs de lui être rattachées.

Certes, dans ces états, les stigmates physiques manquent et c'est ce qui permet à la pathologie d'établir une démarcation entre eux et la Grande Névrose ; mais nous avons vu que, contrairement à la doctrine habituelle, qui les considère comme essentiels, ils ont une valeur purement contingente ; il existe, par contre, dans les deux cas, nombre de points communs et, au premier plan, vient l'*existence d'impressions subconscientes qui modifient profondément l'activité*.

Parmi celles-ci, il en est une qui caractérise essentiellement les états neurasthéniques, mais qui n'a rien d'exclusif à ceux-ci et peut se rencontrer aussi dans l'hystérie, c'est l'*idée de diminution de puissance*[1]. Dans l'hystérie elle s'impose avec une violence telle qu'elle n'est même pas discutée et qu'elle amène, par un enchaînement fatal, une mise en scène simulant un syndrome caractérisé d'impotence ; dans la neurasthénie et les états hypochondriaques, au contraire, elle est un peu plus

1. Pour Maurice de Fleury, le point de départ siège dans un épuisement musculaire réel ; peu importe d'ailleurs, car celui-ci est facilement réparable et cependant les accidents se perpétuent et s'aggravent ; l'intervention du facteur mental que nous discutons est donc vraisemblable, et notre argumentation garde toute sa valeur.

consciente en elle-même, mais discutée avec le minimum de conviction et acceptée avec une résignation triste. L'hystérique, pourrions-nous dire, se comporte comme un ouvrier qui aurait oublié son outil et le neurasthénique comme un travailleur qui n'aurait aucune confiance dans la solidité du sien et n'oserait, par suite, s'en servir ; si, cependant, il s'y décidait, ce serait en épiant le moindre craquement et la moindre apparence de fléchissement, de façon à pouvoir s'arrêter à temps et éviter de le briser. *Avec un point de départ analogue, mais non identique, ces deux malades arrivent donc à des résultats fort voisins et, ce, en raison de l'emploi d'une méthode analogue,* basée surtout sur un illogisme profond dans l'enchaînement des concepts, sur des associations non motivées par la réalité et que contredirait une observation rigoureuse et complète des phénomènes actuels, auxquels ces malades se montrent plus ou moins inattentifs.

Ce qui précède se vérifie au suprême degré si on analyse la cause de la « fatigabilité » exagérée des neurasthéniques. En effet, on sait que, même chez les sujets normaux, il y a toujours, selon la comparaison de Dubois (de Berne), *une gangue plus ou moins épaisse de fatigue suggérée autour d'un noyau de fatigue vraie,* et ce fait est mis en lumière avec la plus grande netteté par l'observation d'hommes de troupes qui, au cours de manœuvres ou de campagnes, se couchent épuisés sur les bords des che-

mins, renonçant à suivre la colonne ; arrive alors
un chef énergique qui les gourmande ou fait jouer
la musique du régiment, ils se lèvent et re-
prennent l'étape : est-ce à dire que les paroles du
chef ou les sons de la musique ont créé de la
force[1]? Assurément non, ils ont simplement sup-
primé, par dérivation d'idées, les suggestions con-
traires ! Or chez le neurasthénique la gangue est
énorme et le noyau infime : il se met en marche
avec quelque espoir, mais son attention est tenue
en éveil, du fait de sa « ponophobie », et, vient-il
à percevoir la moindre sensation anormale, quelle
qu'en soit la cause, le degré ou le siège, la suggestion d'impuissance reparait, les signes d'épuisement se montrent au complet, et celui-ci présente souvent une violence et une persistance
telles que l'on a pu dire, à juste titre, que « celui
du malade le plus anémié, du convalescent le plus
émacié n'est rien auprès de lui ».

Nous retrouvons encore cette *conviction demi-
consciente d'impuissance*, cette sorte de personnalité
étrangère pessimiste, impérieuse et autoritaire sous
laquelle courbe le moi du neurasthénique à l'origine
de tous les troubles si variés qu'il accuse : il n'a pas

1. Des mouvements émotifs violents (colère, peur) peuvent
également provoquer des modifications variables de la motilité :
chez l'un l'ambition produite porte sur la capacité de mouvement
et il est comme paralysé, comme sidéré ; chez un autre, au
contraire, elle porte sur toute la série d'actions frénatrices, ordinaires et les actes accomplis apparaissent comme prodigieux par
rapport à la force ordinaire : les forces sont décuplées...

plus confiance en ses organes internes qu'en ses organes moteurs, il apporte donc une attention exagérée et pathologique à surveiller leur fonctionnement, son esprit, toujours aux aguets, lui fait percevoir toute une série de phénomènes intimes qui nous échappent habituellement d'une façon presque complète et ceux-ci prennent enfin une valeur démesurée, du fait de leur isolement de toute autre impression correctrice, qui pourrait les modifier et auxquelles le sujet, prévenu et inattentif, ne prête désormais plus aucune attention ; en outre, il faut compter avec l'action de l'état d'anxiété que créent ces phénomènes [1] ; ainsi s'expliquent, pour le médecin psychologue, non systématiquement cantonné dans le respect des doctrines d'organicisme à tout prix, par des suggestions et des inhibitions variées, les troubles digestifs, cardiaques... des malades qui nous occupent.

Si, enfin, le moindre accident, le moindre malaise vrai se produit, en raison de l'existence de la même note intellectuelle, il se trouve démesurément grossi, amplifié et perpétué, tout comme cela se passait pour la série de sensations qui, de près ou de loin, se rapportaient à la fatigue ; et ce, il faut insister sur ce point important, *en dépit de la bonne foi absolue du malade.*

1. En effet, on sait combien une émotion, une crainte, l'impatience même peuvent réagir sur les fonctions gastriques et amener des troubles digestifs variés ; il en est de même pour l'appareil circulatoire ; on pâlit au récit d'un accident...

Au point de vue nosographique, la conception d'un groupement, non artificiellement borné, tel que celui des états psychasthéniques, nous apparaît donc comme pleinement justifiée et comme répondant infiniment mieux à la réalité des choses que la classique et étroite classification des névroses.

Au point de vue pathogénique, nous avons constaté, jusqu'à l'évidence, que les stigmates caractéristiques spéciaux et la base essentielle de ces états résident dans des imperfections mentales banales et telles que l'on peut normalement en rencontrer de semblable chez les jeunes sujets où l'éducation les modifie et les atténue dans des proportions considérables : la thérapeutique doit donc viser un but analogue à celui que poursuit l'éducateur quand il amène progressivement le mathématicien néophyte à des habitudes de rigueur et de précision, auxquelles il était primitivement si peu disposé : tels sont, et cette fois plus amplement démontrés et établis que dans notre introduction, le rôle, la raison d'être et les bases de la rééducation psychique.

Quant à son efficacité, P.-E. Levy, Dubois (de Berne), Déjerine et quelques autres l'ont établie péremptoirement, *en se basant non plus sur la simple spéculation philosophique, mais sur l'observation d'un nombre considérable de malades,* auxquels ils sont arrivés à rendre, grâce à elle, le secret de la vie heureuse et normale en même temps que la maîtrise d'eux-mêmes. — Nous pouvons donc maintenant passer à l'étude de la technique de la méthode que nous leur devons[1].

1. Il peut être intéressant de rappeler ici les causes ordinaires qui président à l'éclosion des états psychasthéniques ; elles sont complexes : il faut compter d'abord avec les influences héréditaires, qui se compliquent, d'ailleurs, ordinairement, d'une réelle contagion, par suite de la vie de l'enfant et de l'adolescent dans un milieu familial de déséquilibrés... Toutefois, il ne faudrait pas trop exagérer l'importance de ces causes qui font souvent défaut et qui, d'autre part, n'ont rien de fatal. Pour ce qui est des surmenages, physique et intellectuel, si souvent incriminés, ils peuvent, en fait, amener des états de dépression et de fatigue momentanés, mais qui sont facilement réparables ; plus grave, au contraire, est le surmenage moral, représenté par tous les chagrins, toutes les émotions persistantes, les désillusions répétées..., et c'est toujours dans son adjonction aux autres genres de surmenage qu'il faut chercher l'explication du rôle, en apparence exclusif, qu'on leur fait jouer habituellement. Il est d'ailleurs bien évident que, chez le prédisposé, le nombre et la violence des assauts de ce genre auront besoin d'être moins grands que chez les sujets normaux : n'est-ce pas, en effet, une loi absolue en pathologie que, pour créer une maladie il faut, à la fois, une cause et un terrain propice à sa germination ?

CHAPITRE II

LES MOYENS EMPLOYÉS DANS LA CURE DE RÉÉDUCATION PSYCHIQUE

Les moyens employés dans la cure des états psychasthéniques par la rééducation rentrent dans deux grandes catégories :

1° Les uns forment la base même de la méthode, qui ne peut exister sans eux, puisqu'ils s'adressent directement à l'intellect du malade ; ils consistent, presque exclusivement, en entretiens entre celui-ci et le médecin qui s'efforce alors de réveiller les idées d'optimisme, de développer les facultés d'attention, de synthèse et de logique. Nous en connaissons déjà la raison d'être : le rôle du thérapeute, avons-nous vu, est analogue à celui du professeur dans l'éducation scientifique, nous n'avons donc pas à nous appesantir à nouveau sur cette question et, pour ce qui est du programme général des entretiens, nous y reviendrons ultérieurement à propos de la technique de la rééducation ;

2° Les autres possèdent déjà par eux-mêmes une certaine efficacité, et ils sont souvent employés seuls (Weir-Mitchel, Playfayr) ; mais, s'il s'agit de cas de quelque importance, ils risquent toujours de se montrer insuffisants et, dans les cas relativement bénins, ils sont d'une mise en scène disproportionnée avec la gêne résultant des troubles à combattre. *Envisagés, au contraire, comme adjuvants utiles des moyens de la première catégorie dans les cas compliqués et rebelles*, ils ont une valeur considérable.

Les pratiques qui les caractérisent sont au nombre de trois, que l'on emploie habituellement d'une façon simultanée, ce sont l'*isolement*, le *repos* et la *suralimentation*. Or leur rôle ne se justifie pas par lui-même, et il y a lieu de donner quelques explications à ce sujet.

Mais, auparavant, nous croyons utile de discuter rapidement les raisons pour lesquelles diverses pratiques, d'emploi pourtant classique, sont entièrement laissées de côté dans la cure *rationnelle moderne des névroses ;* nous allons donc successivement passer en revue le rôle et la valeur, dans le cas particulier, de la *thérapeutique médicamenteuse*, des *méthodes physiothérapiques*, des *distractions*, du *mariage* et enfin, de la *suggestion sous ses différentes formes*, puis des trois pratiques spéciales que nous avons énoncées plus haut.

I. — ROLE ET VALEUR DE LA THÉRAPEUTIQUE MÉDICAMENTEUSE DANS LA CURE DES ÉTATS PSYCHASTHÉNIQUES

Les raisons pour lesquelles on n'emploie pas les substances empruntées à la matière médicale dans le *traitement rationnel des névroses* sont au nombre de quatre :

1° Leurs effets sont loin d'être certains : valérianés, musc, bromures, opiacés échouent fréquemment lamentablement dans la cure des états d'éréthisme nerveux, et, de même, les préparations excitantes de strychnine, de kola, dans les cas de dépression ; enfin, dans les circonstances les plus favorables, l'amélioration produite est trop souvent purement passagère ;

2° Les malades ont déjà, soit d'eux-mêmes, soit sur avis médicaux multipliés, usé et abusé de ces médications et présentent souvent des troubles organiques consécutifs, tels que gastrites médicamenteuses, qui interdisent absolument toute nouvelle tentative dans le même sens ;

3° Qu'elles aient une action physiologique réelle, ou qu'elles n'empruntent toute leur valeur qu'à certaines conditions de préparation ou de prescription (comme c'est le cas pour la pilule de mica panis ou de bleu de méthylène), toutes les substances employées sont évidemment capables de produire, à l'occasion, par simple suggestion, les effets désirés ; mais ce résultat, pour heureux qu'il soit en lui-même, n'est pas sans présenter parfois des inconvénients notables, en effet, trois cas peuvent alors se produire :

a) Ou bien la guérison de l'accident considéré se maintient, mais le malade revient tôt ou tard consulter pour des troubles à symptomatologie fort voisine ; c'est que la thérapeutique n'a pas modifié la tare intellectuelle causale ;

b) Ou bien le malade, en raison de son illogisme caractéristique, se trouve dans un état de véritable angoisse le jour où on lui supprime l'agent en lequel il s'est habitué à voir sa sauvegarde ; or il ne faut pas oublier que cette angoisse le porte à surveiller le moindre indice de retour des maux qu'il redoute tant, ce qui a pour conséquence de lui en faire évoquer les images, autrement dit, de les lui faire ressentir : on aura donc créé une sorte de manie qu'il faudra guérir elle-même par une éducation spéciale, ce par quoi il eût été plus simple de commencer sans perdre tant de temps ;

c) Ou bien le malade tirera du traitement un bénéfice réel pour la cure des *symptômes actuels*, il arrivera ensuite (en procédant, s'il le faut, par doses décroissantes) à renoncer facilement et sans l'angoisse précédente à l'emploi de son médicament, mais, du fait même qu'un traitement matériel aura été mis en œuvre, l'objectivité de ses maux passés lui apparaîtra comme absolue, sa mentalité gardera donc, et même peut-être avec plus de force, les même dispositions et il sera toujours prêt à retomber dans les accidents de la névrose ;

a) On peut, par d'autres moyens ne présentant pas les mêmes inconvénients, arriver à des résultats plus certains : ces moyens, ce sont justement les pratiques que nous avons retenues et sur le rôle desquelles nous nous étendrons plus loin.

II. — RÔLE DES PRATIQUES PHYSIOTHÉRAPIQUES

Les méthodes de cet ordre sont, le plus souvent, inutiles et passibles d'un grand nombre des reproches que nous adressions à l'emploi des substances médicamenteuses. En particulier les douches, bains, massages, électrisations, sont des pratiques à grand spectacle, à action un peu mystérieuse, il est donc à redouter que, de ce fait, elles ne prennent, dans l'esprit du malade, une importance capitale et qu'il n'en vienne inconsciemment à les considérer comme essentielles alors que leur rôle n'est jamais qu'accessoire et qu'elles ne nuisent, par suite, à la rééducation psychique proprement dite.

Ce n'est donc qu'avec une extrême modération et à titre purement exceptionnel et passager, qu'on pourra, par exemple, masser les muscles pour activer une nutrition trop ralentie, pour combattre une constipation opiniâtre, pour déraidir des articulations sur la voie de l'ankylose... de même, on pourra, dans des cas très rares, et d'une façon provisoire, employer quelques enveloppements pour calmer l'excitation et faire dormir, mais ce sont là à peu près les seules indications.

Cet ostracisme ne saurait cependant, bien entendu, s'appliquer aux manœuvres *diverses de rééducation physique* destinées à rendre le jeu volontaire de mouvements oubliés ou de modifier les irrégularités d'exécution d'un acte dont les images motrices

sont intactes ; elles sont, en effet, d'une utilité absolue, et concourrent même, d'après ce que nous
avons vu dans l'introduction, à la rééducation
psychique ; nous y reviendrons dans une autre partie
de ce travail.

III. — ROLE ET VALEUR DES PRATIQUES
DE SUGGESTION

Nous nous sommes expliqués à propos des pratiques de thérapeutique pharmaco-chimique et
physique sur ce qui touche la *suggestion indirecte* ;
reste donc à parler de la *suggestion directe* avec ses
deux modes : *suggestion à l'état de veille* et *suggestion hypnotique*
On sait que l'étude de sujets en état d'hypnose ou
de somnambulisme provoqué a permis à l'analyse
psychologique de démêler le mécanisme intime de
l'hystérie qui, sans cet artifice, serait demeuré
inextricable dans bon nombre de circonstances :
c'est, en particulier, de la sorte que l'on est arrivé
à reconnaître le rôle prépondérant de l'idée fixe à
l'origine de tous ses accidents ; on a donc conçu
l'idée d'employer une méthode analogue pour rechercher cette idée et la détruire par suggestion
contraire ; et, en fait, cette pratique, pathogénique
en apparence, a donné souvent de fort beaux résultats. Il en est de même de celle de Sollier, basée
sur le rétablissement progressif de la sensibilité
par voie de suggestion, qui semble constituer, en

somme, une rééducation du mode normal de perception et d'idéation.

Il semble donc qu'il y ait une certaine ingratitude à abandonner ces pratiques et que l'on soit même en droit d'incriminer une pure affaire de mode. Les objections qui leur sont faites *ordinairement* sont d'ailleurs *relativement* peu importantes et peuvent être rangées sous quatre chefs :

1° Certains auteurs (Wundt) les déclarent immorales, « puisqu'elles font du sujet l'esclave de son médecin », que toute liberté est supprimée dans ses actions... ;

2° D'autres les accusent d'exagérer les accidents de la névrose alors qu'ils ne sont encore que relativement peu graves [1] ;

3° D'autres, enfin, leur reprochent de créer souvent un besoin artificiel impérieux (on deviendrait parfois hypnomane comme on devient morphinomane : le malade arriverait à être dans l'impossibilité d'accomplir des actes un pe importants de la vie ordinaire sans le secours de so   magnétiseur) ;

5° Enfin une dernière objection serait plus grave : ce serait la possibilité d'exposer (en raison de l'action toujours à redouter des *suggestions points de*

---

1. C'est ainsi que Tamburini regarde l'hypnotisme « comme un agent provocateur comme une sorte *d'exquis réactif*, capable de mettre en évidence des phénomènes d'hyperexcitabilité, de catalepsie, etc., qui sont propres à l'hystérie ». De même, certains auteurs, comme de G. de la Tourette, y voient, en somme, « un paroxysme hystérique, provoqué au lieu d'être spontané, qui agit, comme les paroxysmes en modifiant profondément le terrain hystérique ».

repère, auxquelles nous avons fait allusion en note page 56), le malade à déclancher fortuitement ses accidents en dehors de toute prévision et au moment le plus imprévu.

Mais les partisans et protagonistes de l'emploi thérapeutique de l'hypnose répondent : à la première objection que, en fait, elle est purement théorique et spéculative; à la seconde qu'elle tombe d'elle-même si on veut bien se rappeler que l'on doit réserver la méthode pour les cas graves et que, pour les autres, la suggestion à l'état de veille suffit toujours; et, enfin, aux deux dernières, que les faits sur lesquels elles s'appuient s'expliquent non par l'emploi de la méthode elle-même, mais par le mauvais usage qui a pu en être fait par certains praticiens mal au courant de sa technique : en procédant avec de la prudence et du doigté ils ne devraient jamais se produire.

Tel était donc, récemment encore, l'état du débat, mais on s'est peu à peu rendu compte, comme le disent si judicieusement Camus et Pagniez, que, somme toute, l'hypnotisme ne représente qu'un « moyen d'augmenter l'action exercée par le médecin sur son malade, un procédé pour restreindre les sensations et les idées de ce dernier, de façon à faire prédominer celles qui sont voulues par le médecin, » le *malade ne peut donc être armé de la sorte que contre les symptômes actuels ou contre ceux que prévoit le thérapeute,* mais l'imperfection mentale qui a permis leur apparition subsiste tout entière, d'autres troubles de même nature, sinon de même aspect, pourront donc toujours reparaître et la guérison aura de grandes chances de ne pas être définitive.

Dans ces conditions, même si les dangers invoqués contre la méthode, sont inconstants et ont été exagérés, ils n'en méritent pas moins d'être pris en sérieuse considération puisque les risques qu'ils représentent ne sont pas compensés par la certitude d'avantages proportionnés.

Pour ce qui est des *pratiques de suggestion à l'état de veille*, elles aussi ont *l'inconvénient de transformer le sujet en automate;* par leur répétition elles amènent une diminution de plus en plus grande du sens critique, alors qu'une thérapeutique rationnelle devrait développer les facultés de contrôle, d'attention et de logique enchaînement des concepts: ainsi s'explique la tendance actuelle à l'abandon de toutes ces méthodes. La *persuasion* qu'on leur substitue actuellement de plus en plus, a, au contraire, cette supériorité de ne provoquer des actes qu'avec l'assentiment des malades; et ceci est tellement absolu que, quel que soit le degré de confiance, c'est-à-dire de facilité à être persuadé, auquel le malade arrive, jamais on ne lui fera accepter une idée fausse et exécuter des actes ridicules comme cela peut se faire par la suggestion.

IV. — ROLE ET VALEUR THÉRAPEUTIQUE DES DISTRACTIONS

Il est classique de conseiller aux névrosés en général, et surtout aux neurasthéniques, les voyages, les distractions mondaines de toutes sortes ; or, cette manière de procéder, si elle est efficace dans quelques cas légers, entraîne, le plus souvent avec elle, des *fatigues supplémentaires* et une aggravation consécutive des accidents. Quant à l'état moral, il n'est pas modifié et, comme le dit, d'après Lucrèce, le philosophe Sénèque, qui avait si bien pénétré ces états d'âme spéciaux[1] : « Que sert à l'homme de se fuir s'il ne se quitte pas, s'il est à lui-même son éternel, son insupportable compagnon ? » Il ne faut donc pas compter sur ces pratiques dans les cas de quelque importance et, surtout, il faut se garder de les faire miroiter aux yeux du malade comme une ressource efficace en raison de la profondeur des désillusions qui l'attendraient et viendraient encore ajouter à son pessimisme naturel et à celui qui résulterait de ses nouvelles fatigues.

V. — ROLE ET VALEUR TÉRAPEUTIQUE DU MARIAGE

Lorsqu'une jeune fille est atteinte d'accidents de névroses, rien n'est commun comme d'entendre

---

1. Sur tout ce qui touche l'historique des méthodes de psychothérapie, consulter Camus et Pagniez (*Isolement et Psychothérapie*, Paris, 1904).

dire, même par des personnes appartenant aux milieux médicaux que « cela passera par le mariage ». Cette idée repose sur la conception ancienne de l'hystérie maladie exclusive au sexe féminin, et relevant d'une continence prolongée[1] ; or elle est reconnue fausse et, par suite, les déductions que l'on en tirait risquent fort d'être inexactes : c'est ce que corrobore l'observation qui montre au moins autant de cas de persistance et même d'aggravation des troubles que de cas de guérison par le passage de l'état de célibat à la vie conjugale.

C'est que, en fait, la question est éminemment complexe : il est d'abord bien évident que si ce sont certaines conditions tenant au milieu familial dans lequel la malade a vécu qui sont responsables de ses maux, le fait de s'éloigner d'elles ne saurait avoir qu'une influence heureuse (comme nous le verrons, c'est un résultat de cet ordre que l'on attend, entre autres, de la pratique de l'isolement). Dès lors, *si la jeune fille est plus heureuse avec son mari qu'avec ses parents*, il y a des chances pour que sa maladie aille en s'atténuant et guérisse ; mais, là encore, nous retrouvons une série de contingences qui sont loin d'être négligeables : le névrosé ne sait ordinairement pas être heureux, il se désillusionne

---

1. Cette maladie est, au contraire, fréquente dans les deux sexes, et les personnes déflorées n'en sont pas exemptes, bien au contraire, comme le démontre la proportion considérable (80 0 0) des sujets hystériques dans les hôpitaux de vénériennes. En réalité, ce sont les influences morales, les chagrins, l'éducation mal conduite qui sont responsables de cet état de choses.

vite du nouveau qui l'a enchanté un moment, il se forge sans cesse, à tout propos et hors de propos, des chimères, enfin son caractère est éminemment instable; aussi, pour que le bonheur considéré comme essentiel à la cure existe, il faut, pour peu que le cas soit grave, modifier de fond en comble la mentalité de la malade et, seul, un mari profondément psychologue en sera capable.

Si cette qualité lui fait défaut, il est à redouter que, comme le monde, il attribue au mâle le rôle qui devrait être le fait de l'éducateur et qu'il ne manque du doigté, de la patience, des ressources morales et intellectuelles nécessaires ; et si, de guerre lasse, il abandonne la partie et délaisse sa femme, au lieu de la guérison attendue, c'est une aggravation progressive qui se produira [1].

Pour toutes ces raisons, résumées aussi brièvement que possible, nous ne saurions recommander la populaire panacée du mariage contre les états phychasthéniques, ni même en autoriser l'emploi si ce n'est dans les cas très légers où un changement de vie et une dérivation au cours ordinaire des idées peut suffire ; mais, quand il s'agira de malades porteurs de troubles de quelque intensité, *nous conseillons formellement de faire suivre au préalable un traitement rationnel complet et de ne livrer*

---

1. Reste enfin la question de la « Maternité Rédemptrice » : or il ne faut guère attendre d'elle sur un résultat complet et actif; et, enfin, est-il juste d'exposer un nouvel être à de isques de contagion morale qui pourraient être évités ?

à la vie conjugale qu'un intellect ramené à la normale et capable de trouver le bonheur. A procéder différemment, les risques sont trop graves et les avantages trop problématiques!

VI. — RÔLE ET VALEUR THÉRAPEUTIQUE DE L'ISOLEMENT

L'effet essentiel de cette pratique, celui qui en constitue comme la caractéristique et dont découleront les autres, c'est *la suppression, ou tout au moins, l'atténuation considérable des impressions venues du dehors.*

Or, à l'état normal, cette influence se fait déjà sentir d'une façon heureuse quand il s'agit d'obtenir le maximum de régularité et de puissance des fonctions d'idéation : il est d'observation banale, en effet, que tout travail nécessitant une attention soutenue, de la précision, de la logique l'exige impérieusement ; il en est de même quand il s'agit de concevoir « des résolutions fortes et durables. » (la coutume des retraites, imposées si souvent par les religions, n'aurait pas d'autre raison d'être et ainsi s'explique que nous les retrouvions aussi bien lors de l'entraînement des fakirs dans l'Inde, qu'à la veille de la réception dans la chevalerie au moyenâge).

Chez le névrosé, les avantages sont plus appréciables encore pour une série de raisons :

1° *L'isolement constitue un moyen puissant de combattre tant l'excitation que la dépression :* en effet, en raison du petit nombre d'impressions qui parviennent aux centres nerveux, dans le premier cas, la mise en jeu des tendances éréthiques est infiniment moins sollicitée, et, dans le deuxième, les causes de fatigue sont réduites au minimum ; « La Solitude est donc bien, selon l'excellente formule de Vauvenargues, à l'esprit, ce que la diète est au corps ! »

2° *La rééducation serait impossible, ou, tout au moins, fort difficile, sans l'isolement :* en effet, nous savons que, chez les psychasthéniques, le vice mental, cause essentielle de la maladie, consiste à ne pas savoir (ou à ne pas pouvoir) percevoir simultanément un grand nombre d'impressions et que, pour la combattre, il faut un entraînement méthodique et progressif : or, si on laissait le malade dans son milieu ordinaire, les choses se passeraient comme si un professeur de musique, pour « faire l'oreille » de ses élèves, essayait, d'emblée, de leur faire noter les bruits confus de la rue, ou le jeu d'un orchestre, au lieu de s'attacher à leur faire entendre successivement des sons d'abord simples, puis de plus en plus compliqués : notes isolées, puis accords ; cette image rend exactement compte de ce que l'on demande à l'isolement au point de vue du développement et de la régularisation des fonctions de perception et d'idéation.

D'ailleurs la même remarque s'applique également à toutes les méthodes de rééducation, quelle que soit la nature des troubles qu'elles sont destinées à combattre, puisque toutes exigent la participation du maximum d'attention : la seule différence est que, dans le cas où ce sont les fonctions psychiques qui sont en cause, il faut le maximum de sévérité et de durée de l'isolement, tandis que, dans les autres modes, il suffit de le maintenir pendant la durée des séances d'entraînement, pendant la durée des classes, pourrait-on dire.

3° L'isolement répond encore à l'indication essentielle de soustraire le malade aux influences tenant au milieu dans lequel, jusque-là, il a vécu ses maux et qui « font partie de son état de valétudinaire ». Or, pour ce qui est des personnes de l'entourage, leur influence mauvaise peut s'exercer de deux façons distinctes :

a) Tantôt c'est par l'excès de sollicitude et de tendresse : sans cesse elles questionnent le malade sur ce qu'il ressent, leur attention est constamment en éveil pour reconnaître et prévenir les malaises, au moindre indice ; leur anxiété, leurs craintes se peignent sans cesse sur leur visage..., or toutes ces actions, touchantes et tendres à la vérité, ont pour effet d'entretenir vivaces et constamment en éveil les images morbides et l'idée de leur objectivité, de perpétuer et aggraver les tendances pessimistes ; on peut donc dire, avec Mathieu, que « le milieu familial est une serre chaude pour le neurasthénique comme pour l'hystérique ».

b) Tantôt il s'agit d'un excès contraire : convaincues des inconvénients que nous venons d'énumérer, les personnes de l'entourage croient bien faire en employant la dérision et la moquerie, en niant la réalité des souffrances des malades, alors que, seule leur base objective est erronée, en les incitant à l'énergie d'une façon brutale, sarcastique ou grossière... Or cette conduite n'est pas moins mauvaise que la précédente, car elle a pour effet d'aigrir le patient et de le faire souffrir davantage ; en outre, elle contribue à ancrer plus profondément encore en lui l'idée de maladie somatique réelle méconnue, car il s'efforce d'en démontrer la réalité et les efforts qu'il fait pour convaincre les autres arrivent, avant tout, à enraciner sa propre conviction.

Pour ce qui est des objets au milieu desquels le malade a vécu ils peuvent être nuisibles en raison des souvenirs tristes, des impressions pénibles qui se rattachent à eux, qu'ils en aient été la cause ou bien simplement les témoins, enfin nous avons déjà vu qu'ils fournissent des *points de repère* aux suggestions des hystériques : certains de ces malades ne vont-ils pas, dans leurs crises, jusqu'à reproduire les attitudes et les scènes de tableaux placés dans leur chambre !

4° L'isolement est un stimulant indirect des progrès du malade dans le perfectionnement de son psychisme : en effet il aspire après la reprise de son ancienne existence où tout lui semblait auparavant haïssable, et qu'il apprend à juger dorénavant avec optimisme, il se reprend à aimer ceux avec qui il vivait et que, trop souvent, il en était arrivé, en dépit de l'affection qu'ils lui portaient, à trouver odieux (au moins à certains moments).

5° *Enfin, l'entourage lui-même a tout à gagner à l'éloignemen! momentané d'un malade exigeant,* triste, d'humeur variable, à l'état duquel ni sacrifices d'aucune sorte, ni preuves d'affection et de tendresse de chaque minute n'apportent le moindre soulagement et qui constitue un perpétuel sujet de souffrances, d'inquiétudes et de chagrins.

Si on cherche à résumer tous ces avantages et modes d'action de l'isolement, on en arrive donc à cette conclusion qu'il *constitue un véritable succédané de l'hypnose*, puisque, en particulier, ces deux pratiques représentent, l'une comme l'autre, un moyen d'abstraire, au maximum, le malade de ses conditions ordinaires de vie et de permettre de graver plus facilement, et plus profondément, dans son esprit des impressions utiles; mais la première a sur l'autre la supériorité énorme de permettre l'emploi de la « rééducation par persuasion », la seule rationelle, comme nous l'avons déjà fait observer lors du procès des pratiques de suggestion.

D'ailleurs la valeur thérapeutique de l'isolement est déjà telle par elle-même qu'elle a pu suffire, dans nombre de cas, à amener la guérison. Toutefois il est préférable, comme l'expérience l'a démontré, pour ne pas s'exposer à un échec, de lui adjoindre d'autres pratiques simultanées, qui ne le compliquent pas énormément et qui rendent son efficacité presque certaine ; ce sont celles que nous avons déjà énumérées et qui font l'objet de la suite de cette étude[1].

VII. — ROLE ET VALEUR THÉRAPEUTIQUE DU REPOS

L'emploi du repos dans le traitement des états psychasthéniques est basé sur les raisons suivantes :

1° Il complète l'isolement qui ne pourrait, d'ailleurs, guère être réalisé d'une façon efficace sans lui ;

2° Il contribue encore à diminuer les causes d'excitation internes et externes ;

3° Il assure la réparation de l'état organique, si souvent précaire chez les malades atteints depuis longtemps de troubles de nature psychasthénique ;

4° Il diminue la toxicité des humeurs dont l'intervention dans la genèse de névroses, pour être moins absolue que ne l'ont voulu certains auteurs, n'en est pas moins susceptible de jouer un certain rôle.

Mais, pour que l'on puisse compter sur tous ces

---

1. Weir Mitchell, qui n'avait en vue que la seule reconstitution générale organique de ses malades, ajoutait à l'isolement, la suralimentation qui, pour lui, constituait la pratique essentielle. Après lui, Playfayr, qui adoptait sa méthode au complet, reconnaissait une égale valeur aux trois facteurs : Isolement, repos, suralimentation. Enfin, nous avons vu que les psychiâtres actuels ne considèrent ces pratiques que comme de simples auxiliaires de la rééducation psychique directe (Voir Camus et Pagniez, *loc. cit.*).

avantages dans la cure des psychonévroses, il faut que le repos soit *absolu*, c'est-à-dire *à la fois physique et intellectuel :*

a) Physique : Il est surtout représenté par le séjour au lit dans l'immobilité aussi grande que possible ; plus tard celle-ci pourra être mitigée et atténuée d'une façon progressive par l'autorisation de changements successifs de position dans le lit, puis par la permission de séances de chaise-longue de plus en plus prolongées, enfin viendront quelques courtes promenades dans la chambre, puis au dehors, le malade pourra, en outre, exécuter quelques légers travaux manuels...

b) Intellectuel : Il consiste non seulement dans l'absence de travaux proprement dits, mais encore en l'interruption absolue de toute communication avec l'extérieur et, surtout, de tout échange de correspondance avec la famille. La seule occupation cérébrale permise au début consistera donc dans les entretiens psychothérapiques avec le médecin, puis, plus tard, avec les progrès de la cure, interviendront quelques lectures, quelques méditations ou rédactions choisies par l'éducateur et sur lesquelles nous aurons à revenir.

VIII. — ROLE ET VALEUR THÉRAPEUTIQUE

DE LA SURALIMENTATION

Considéré par Weir Mitchell comme le point essentiel de la cure des névrosés, l'emploi de la suralimentation est basé sur ce fait que, le plus souvent, les malades auxquels on a affaire sont profondément déprimés, en raison surtout des troubles digestifs si fréquents qu'ils présentent et qui les amènent progressivement à n'absorber [1] qu'une alimentation infiniment trop restreinte pour subvenir à leurs besoins organiques.

Or, pour remplir cette indication, il est classique de commencer, dans le cas particulier qui nous occupe, cette cure par *l'emploi du régime lacté absolu* : cette pratique mérite d'être conservée pour trois raisons :

1° Le lait est un aliment de facile digestion, nécessitant la mise en jeu seulement d'un minime travail d'élaboration : un régime basé sur son emploi exclusif permet donc de réaliser le repos des fonctions gastro-intestinales, c'est-à-dire de supprimer de nouvelles causes d'excitation et de fatigue ;

2° Le lait favorise au minimum le passage dans le sang de déchets de combustion et, d'autre part, facilite la diurèse : il assure donc la dépuration organique dont certains auteurs, comme nous l'avons déjà dit, font une condition *sine qua non* de guérison des névroses ;

3° Il est facile, et le professeur Déjerine insiste particulièrement sur ce point, avec l'emploi exclusif

---

1. La crainte des troubles digestifs (douleurs, nausées) vient encore les aggraver ; et, en outre, elle a pour effet de pousser le malade à se priver d'aliments dans le but de les éviter.

de cet *aliment simple*, de savoir *exactement* la quantité de principes nutritifs absorbée dans la journée, ce qui est fort difficile avec les mets complexes : le régime lacté absolu permet donc de conduire avec une précision mathématique la cure de suralimentation ;

4° Enfin, dans le cas de l'emploi du régime lacté, « le malade prenant régulièrement son lait toute la journée, les allées et venues, les distractions causées par les grands repas sont supprimées et l'isolement est plus complet ».

Ceci posé, voici comment on pratique la suralimentation : Déjerine donne au malade des quantités de lait progressivement croissantes allant de un demi-litre à cinq litres par vingt-quatre heures ; plus tard il modifie ce régime en remplaçant une partie du lait par des aliments plus nourrissants à volume égal tels que bouillies, viande crue hachée, purées... et, enfin, au bout de cinq à six semaines, il revient au régime ordinaire.

Dubois (de Berne) conseille, au contraire, de n'employer le régime lacté que pendant un temps extrêmement court, une semaine au plus, et d'arriver le plus vite possible à l'emploi d'un régime comportant toute la variété de menu possible : le but qu'il se propose, en agissant de la sorte, est *d'éloigner complètement de l'esprit du malade toute idée de trouble digestif reconnaissant une cause objective, ce qui serait à redouter avec l'emploi d'un régime présentant quelque sévérité. Dans ces con-*

ditions, il est vrai, le contrôle de la quantité d'éléments nutritifs absorbés est peut-être plus difficile (et cette raison rend la pratique de Déjerine seule applicable à l'hôpital), mais il est loin d'être complètement impossible.

D'ailleurs, en fait, les deux méthodes diffèrent surtout dans la forme et bien peu dans le fond, car les idées que redoute Dubois seront toujours étouffées dans l'œuf par le médecin rééducateur, et enfin Déjerine est loin d'apporter une irréductible rigueur dans sa manière de procéder.

Le point essentiel à retenir sur cette question est donc simplement que l'accord est unanime entre tous les médecins qui traitent les psychasthéniques pour leur faire absorber le maximum d'alimentation sans se laisser arrêter par le manque d'appétit, le dégout ou les troubles digestifs qu'ils accusent, tous symptômes dont une expérience loyale et méthodique leur démontrera la faible valeur réelle et la nature essentiellement phobique.

CHAPITRE III

CONDITIONS DE SUCCÈS

Pour que la cure de rééducation psychique réunisse le maximum de chances de succès, il faut qu'un certain nombre de conditions soient remplies ; celles-ci tiennent les unes au malade lui-même, les autres au lieu où on le soigne, les dernières, enfin, au thérapeute et à ses auxiliaires.

a. — CONDITIONS TENANT AU MALADE

« Le succès, dit le professeur Dubois, dépend avant tout du fond de bon sens que l'on trouve chez le malade » ; il faut donc qu'il persiste chez lui des vestiges suffisants des fonctions intellectuelles et on ne saurait guère espérer modifier les troubles mentaux d'un dément. Toutefois, il y a lieu de remarquer que, somme toute, la conception de la rééducation psychique est relativement récente et que les plus hautes destinées lui sont, peut-être, réservées : les résultats inespérés qu'a pu donner la cure spéciale des idiots sembleraient même devoir encourager toutes les espérances et autoriser toutes les tentatives dans les cas où les lésions de l'axe cérébrospinale ne seraient ni trop étendues, ni trop profondes, ni trop irrémédiablement progressives.

b. — CONDITIONS TENANT AU LIEU DE TRAITEMENT

Dans les cas où l'état du malade exige l'isolement où devra-t-on le traiter ? Dans une pièce de son logement habituel ? Dans un appartement spécial ? Dans une maison de santé ? Voyons donc quels sont les avantages ou les inconvénients de ces diverses manières de procéder.

Classiquement, il est d'usage, et à juste titre, de préconiser d'une façon formelle *le séjour dans une maison de santé*, car ce n'est que dans ces conditions que l'on peut compter trouver réunis tous les avantages d'un bon isolement, tels que nous les avons énumérés ; mais encore la maison choisie devrait-elle réaliser certaines conditions.

Pour remplir tous les désidérata, elle devrait être située au milieu de jardins, loin de tous les bruits, ses fenêtres s'ouvrant sur un horizon aussi étendu et aussi riant que possible ; les chambres devraient être éloignées des cuisines, salons, salles de jeux, parloirs et autres lieux bruyants ; les murs qui les séparent devraient être suffisamment épais pour amortir tous les bruits, des tapis dans les couloirs et des doubles portes seraient également nécessaires...

Cependant, en pratique, toutes ces conditions théoriques ne présentent pas une égale importance et une seule est véritablement essentielle, c'est l'éloignement aussi complet que possible des bruits du dehors; à part cela, *ce qui importe c'est moins la perfection du local que la conduite de ceux qui y traitent le malade.*

Ainsi s'explique que, comme le professeur Déjerine en a donné l'éclatante démonstration, il soit possible de faire de la bonne rééducation psychique à l'hôpital, à condition de disposer d'une salle réservée spécialement à cet effet, que les malades soient séparés les uns des autres par des rideaux maintenus fermés et qu'une surveillance constante les empêche de communiquer entre eux[1].

Les résultats obtenus de la sorte à la Salpétrière, dans des cas pourtant choisis toujours parmi les plus graves[2], sont même tellement favorables que Déjerine se demande si cette sorte « d'isolement en commun » ne serait pas supérieur à l'isolement dans une maison de santé : le malade, en effet, ne saurait être que favorablement influencé par ce

---

1. Quant au traitement dans une salle de médecine générale, il serait impossible, car il faudrait compter avec les bruits de la salle, avec les allées et venues constantes, avec les décès; en outre, le personnel, habitué aux « grands malades », ne prendrait pas au sérieux « les nerveux ». Enfin il est inutile d'exposer aux risques de contracter des maladies contagieuses l'organisme si souvent débilité des névrosés.

2. L'exiguité du service ne permet, en effet, pas d'admettre tous les malades qui se présentent à la consultation et force est de faire un choix parmi eux : ce sont évidemment les plus atteints qui en bénéficient.

qu'il lui est donné de constater quand on commence à lui rendre le commerce avec l'extérieur : c'est, par exemple, un malade qui sort guéri, c'en est un autre qu'il a vu en même temps que lui à la salle d'admission, porté sur un brancard et qui, maintenant, s'exerce à marcher dans la salle...

Mais tous les névrosés n'appartiennent pas à la clientèle d'hôpital et, d'autre part, pour nombre de familles, le nom seul de maison de santé constitue un épouvantail : ne serait-il donc pas suffisant de placer le malade dans un appartement spécialement loué et aménagé à cet effet, avec des domestiques et des gardes qu'il paierait lui-même, mais qui obéiraient au médecin? Cette combinaison, si elle était praticable sans inconvénients pour la bonne réussite de la cure, aurait sur toutes les autres la supériorité d'être plus facilement acceptable et de mieux ménager les susceptibilités d'amour-propre. Malheureusement, il est presque impossible que, dans ces conditions, le médecin puisse compter sur le respect absolu de son autorité [1] : des conflits perpétuels ne manqueraient pas d'éclater, nuiraient au succès et risqueraient même d'amener une aggravation.

Que dire enfin des tentatives de traitement du malade dans sa propre chambre ou dans une pièce quelconque de son appartement habituel ? La valeur de l'isolement *apparent* pratiqué de la sorte est,

---

1. Qu'arriverait-il, par exemple, si le malade, c'est-à-dire la personne qui paie, renvoyait sa garde parce qu'elle ne satisfait pas un de ses caprices et n'a cure que d'obéir au médecin?

en réalité, presque nulle : en effet le malade continue à vivre au milieu d'objets qui lui sont familiers et dont la vue risque toujours de réveiller en lui, comme nous avons déjà eu l'occasion de le faire remarquer, les idées que l'on se propose justement de combattre; d'autre part, jamais les murs ne seront tellement épais, ni les habitants tellement discrets qu'absolument aucun bruit ne parvienne au malade des pièces voisines. Or, si cela n'a que des inconvénients de deuxième ordre dans une maison de santé, il n'en est pas de même dans le cas présent, car ces bruits ne manquent pas d'évoquer des images de la vie antérieure, à laquelle les accidents de la névrose étaient intimement liés. Enfin, comment espérer que les gens de l'entourage aient la force de caractère, l'intelligence, la confiance et le sang-froid nécessaires pour ne pas rôder sans cesse autour de la chambre du malade, épiant avec inquiétude ce qui s'y passe, toujours prêts à y pénétrer, en dépit de la consigne et avec les meilleures intentions du monde, soit que le silence prolongé leur fasse redouter les pires accidents, soit qu'un bruit insolite éveille en eux les images les plus terrifiantes.

Cette pratique ne pourrait donc, en définitive, être employée que dans de bien rares circonstances : par exemple, dans le cas où il s'agirait d'enfants ou bien dans ceux où les troubles à combattre chez des adultes seraient *relativement* bénins; et encore, pour cela, faudrait-il avoir affaire à un milieu de gens intelligents, faciles à convaincre de l'utilité absolue et de la valeur des moindres détails de technique de la méthode qui nous occupe.

c. — CONDITIONS A REMPLIR PAR LE THÉRAPEUTE RÉÉDUCATEUR ET SES AUXILIAIRES

a) *Le rééducateur.* — Tout d'abord (et quoique cela puisse sembler à première vue accessoire) il importe absolument que celui qui dirige la cure de rééducation psychique ne soit pas seulement un psychologue fin et avisé, mais encore qu'il ait fait de sérieuses études médicales : il doit, en effet, être familiarisé avec les troubles à combattre, avec leur nature, avec leurs variétés, avec les causes diverses dont ils relèvent, il doit être à même de poser les indications et contre-indications du traitement[1]...

Mais un diplôme et des connaissances pathologiques ne suffisent pas pour mener la cure à bien, il faut, en outre, réunir un certain nombre de qualités spéciales : ne pas être sceptique, mais, au contraire, manifester par l'attitude et par la conduite sa confiance absolue dans le succès de la cure entre-

---

1. Pour ce qui est des indications l'étendue des connaissances en pathologie ne fait aucun doute ; comment, par exemple, autrement, serait-il possible de différencier la céphalée d'un neurasthénique de celle d'un brightique, ou une coxalgie hystérique d'une coxalgie tuberculeuse ? — De même, pour la conduite du traitement, la psychologie ne suffit pas : sans connaissances médicales on risquerait de prendre des *accidents somatiques vrais* intercurrents pour des accidents relevant de la névrose en traitement, et, d'autre part, de ne pouvoir réfuter les arguments d'ordre spécial dont les neurasthéniques sont si prodigues.

prise; et dans la valeur rationnelle de la méthode à laquelle on s'adresse, être pitoyable et profondément dévoué au malade et animé d'un *ardent et sincère désir* de lui être utile et de le soulager ; enfin, il sera encore nécessaire d'avoir un grand sang-froid, une maîtrise absolue de soi-même, une patience à toute épreuve, de la persévérance, de la suite dans les idées, du tact, une grande finesse d'observation, un sens critique délié.

Si, à toutes ces qualités, le médecin joint l'art de se garder de tout esprit de système et de modifier sa conduite selon les mille nuances variables qui se présentent en pratique, il arrivera rapidement (s'il n'a eu la bonne fortune de le faire dès la première entrevue), à *inspirer une confiance absolue* et celle-ci sera sa plus fidèle alliée dans la lutte entreprise contre ce Protée qu'est la névrose.

Enfin, il est une recommandation de première importance à faire à celui qui veut soulager et guérir les névrosés, c'est d'éviter à tout prix de consacrer à chaque malade un temps maximum fixé invariablement, d'avoir l'air affairé et pressé d'en finir avec lui ; il faut, au contraire, savoir donner à l'entretien toute la durée, toute l'ampleur que commande *l'état mental du moment*, de façon à ne jamais quitter le malade en lui laissant l'impression qu'il est négligé ou que l'on s'intéresse insuffisamment à lui, et sans lui avoir rendu, au moins provisoirement, le calme moral.

b) *Les auxiliaires du médecin.* — Les qualités et

la conduite du personnel auquel sont confiés la surveillance et les soins du malade, en l'absence du
médecin, ne sont pas moins essentielles; outre les
qualités habituellement requises de tout infirmier,
et si rarement trouvées, de discipline et de soumission passive aux ordres du médecin, il faut que
certaines conditions spéciales soient remplies. Voici
comment Camus et Pagniez[1] les décrivent, d'après
un type idéal qui n'est autre que la surveillante que
le professeur Déjerine a eu le talent de former pour
son service spécial de la Salpêtrière : « Il faut, disent-
ils, une personne d'âge mûr; elle doit être supérieure, ou au moins égale, par son instruction et
son éducation, aux malades qu'elle aura à soigner.
Elle doit, dans sa personne, son maintien et sa
physionomie, unir une certaine froideur, une certaine
sévérité à une bonté intelligente. Elle doit avoir
assez d'empire sur elle-même pour éviter tout mouvement de colère et tout attendrissement exagéré.
Elle ne se liera d'amitié avec aucun malade, elle
n'aura d'inimitié pour aucun; elle saura se faire res-
pecter et estimer de tous, elle aura assez d'autorité
pour être crainte, assez de bonté pour être aimée ». —
Nous ajouterons enfin qu'elle doit avoir une idée
très nette de la technique de la cure, à laquelle elle
participe, en fait, grandement par son attitude et
que, dans le cas contraire, elle pourrait risquer de
troubler.

1. Loc. cit.

Toutes les conditions que nous venons d'énumérer sont de première importance et on ne saurait trop recommander à quiconque voudra guérir des psychasthéniques de les méditer : en somme, comme nous l'avions déjà laissé entrevoir, on peut dire que, tant vaudront le médecin et ses aides, tant vaudra la maison de santé où ils opéreront et tant vaudront les résultats de la méthode.

CHAPITRE IV

TECHNIQUE DE LA CURE DE RÉÉDUCATION PSYCHIQUE

La technique de la cure de rééducation psychique
diffère quelque peu dans ses détails selon l'importance des cas à traiter.

a. — CAS LÉGERS

Certains malades présentent des symptômes relativement effacés, et qu'il est souvent difficile de
faire rentrer dans telle ou telle névrose bien définie :
ce sont eux, nous le savons, qui ont justement servi
de point de départ à la conception des états psychasthéniques.

Or, trop souvent, on ne leur conseille qu'une
thérapeutique banale et inefficace ou bien on ne
les soigne pas du tout, se contentant de leur dire
que ce qu'ils ressentent « est nerveux », formule
qui, à la vérité, contient, peut-être, le diagnostic
exact et le pronostic *quoad vitam*, mais n'apporte
aucun soulagement !

D'autre part, il serait bien exagéré d'interrompre

totalement la vie de ces malades et de les clouer au lit dans une chambre de maison de santé : la faible intensité de leurs maux ne suffirait pas à expliquer semblable rigueur thérapeutique, cependant il faut les soulager !

Dans ces conditions, à la rigueur, quelques jours de repos absolu à la chambre seront quelquefois utile, la suralimentation pourra toujours être pratiquée sans inconvénient, *mais ce sont les entretiens psychothérapiques qui constitueront, à peu près à eux seuls, toute la thérapeutique.*

Selon les cas, ils auront lieu à domicile ou au cabinet du médecin, mais, toujours, ils seront dirigés selon les principes que nous énumérerons plus loin : ils devront avoir pour effet de « créer chez le malade et autour de lui une atmosphère de conviction de guérison », et *le malade devra toujours en sortir réconforté ;* progressivement ce réconfort, ce renouveau de vigueur morale et d'optimisme, devra persister plus longtemps et, enfin, rapidement, l'état mental devra arriver à être complètement réformé.

Cette cure sans médicaments, sans hydrothérapie et sans pratiques impressionnantes et suggestives, de troubles qui désespèrent habituellement le malade et lassent la patience et la bonne volonté du médecin, ne sera pas sans surprendre certains thérapeutes ; cependant, s'ils savent l'appliquer avec méthode, elle leur donnera les plus beaux succès.

Quant aux malades et à leur entourage, au début,

ils pourront se montrer également sceptiques ; ce sera donc à la puissance de persuasion du médecin de leur faire comprendre les bases et la valeur de la méthode ; ce sera le premier stade du traitement.

Cependant, il arrive parfois que l'on a affaire à un malade trop profondément imbu de l'idée de l'utilité absolue d'une thérapeutique active : une petite transaction avec les principes formels, que nous avons posés par ailleurs, sera alors permise et, quelquefois, le seul moyen de maintenir le malade sous la direction médicale (et, en outre, de l'empêcher d'user à tort et à travers de toutes les drogues dont il pourrait entendre parler) sera de lui faire suivre un léger traitement électrique ou massothérapique ou bien de lui faire une série d'injections sous-cutanées reconstituantes ; mais, nous le répétons encore à dessein, il ne faut employer cet artifice que d'une façon exceptionnelle, pendant un temps très court, avec la plus extrême prudence, et tâcher d'arriver, le plus vite possible, à ne plus user que du seul traitement moral dont, à ce moment, le patient devra avoir reconnu, par expérience, le rôle et la valeur réels.

b. — CAS INTENSES

Dans ces cas l'emploi de la méthode, au grand complet et dans toute sa sévérité, est absolument indispensable et, d'ailleurs, complètement justifié.

Le premier acte de la cure doit être d'en exposer les principaux détails au malade (qui ne doit pas « être pris en traître ») et de le décider à s'y soumettre.

Or, au premier abord, l'idée de quitter les siens, de ne plus communiquer avec eux d'aucune façon pendant plusieurs semaines, de rester au lit..., semble monstrueuse à tous.

Il faut compter, d'autre part, avec l'amour-propre de la famille et du malade : pour eux, en effet, le fait d'un internement paraît trop souvent constituer une tache indélébile et infamante.

Enfin, parfois, bien que cela puisse paraître paradoxal, la principale difficulté provient de ce fait *que le malade, surtout quand il s'agit d'une femme, n'a ni le désir ferme de guérir, ni la foi dans la possibilité de ce résultat :* « il s'est habitué, résigné à ses troubles morbides, il s'est fait, comme on l'a dit, une petite auréole de souffrir, il s'est principalement habitué à être plaint, soigné, dorloté par les siens; et tout ce cortège de la maladie qui a aussi ses douceurs lui est devenu nécessaire, il ne conçoit pas qu'il puisse s'en passer, il s'effraie presque à l'idée de reprendre la vie de tout le monde »; en outre, les échecs thérapeutiques antérieurs, les discussions entre Hippocrate et Galien (et aussi entre Diafoirus et Purgon) ont éveillé, au maximum, son scepticisme.

Aussi, jamais peut-être, le médecin n'aura l'occasion d'exercer à un plus haut degré sa force de persuasion et d'exprimer plus fortement la puissance de sa conviction. Il devra rappeler au malade la durée de sa maladie, les ennuis sans nombre qu'elle lui a valus et qu'elle lui vaut encore et lui faire voir que, en somme, le sacrifice, au prix duquel le calme et le bonheur doivent être achetés, est relativement faible; enfin le contraste qu'il saura établir entre les maux présents et la tranquillité riante que l'avenir réserve d'une façon certaine, manquera rarement d'enlever les dernières hésitations.

Quant aux questions d'amour-propre, c'est à peine si elles méritent que l'on s'arrête à les discuter, car le fait d'un internement que peu de gens connaîtront n'est rien auprès de celui de la maladie que tous auront pu remarquer et enfin, une fois le mal guéri sans retour, qui se souviendra de tous ces ennuis?

Si on a affaire à des mineurs qui refusent de rien entendre, c'est à la raison des parents que l'on s'adressera. Si ceux-ci savent garder tout leur sang-froid en dépit des scènes déchirantes qui pourront, peut-être, se produire et *si on parvient à faire passer en eux la conviction absolue et inébranlable que l'on a dans le succès*, l'enfant devra obéir et il est certain que, par la suite, il ne manquera pas de remercier les auteurs de ses jours de l'acte d'autorité et d'énergie qu'ils auront accompli pour son plus grand bien.

Ensuite, une fois le consentement obtenu, il faudra, d'emblée, commencer la cure sans laisser au malade le temps de se reprendre, car la réflexion risquerait de détruire le résultat si laborieusement obtenu.

Ceci posé, nous rappellerons brièvement les grandes lignes de la cure, qui demande de cinq à six semaines en moyenne (quelquefois plus, rarement moins) : le malade, comme nous l'avons vu, sera maintenu au lit, dans l'isolement le plus absolu, il ne verra que son médecin et les personnes de service (et encore ces dernières réduiront au minimum leurs allées et venues et s'abstiendront de toute conversation et même de tout échange de paroles avec lui) ; ses parents seront tenus au courant de sa santé par le médecin, mais aucun échange de lettres ne sera permis sous aucun prétexte ; enfin la suralimentation sera largement pratiquée. — La rigueur de ces pratiques sera ensuite atténuée progressivement : on laissera, par exemple, ouvrir les rideaux du côté des fenêtres, puis on permettra quelques menus travaux et quelques pas dans la chambre, on tolérera quelques courtes visites... Tous ces détails nous sont d'ailleurs en grande partie connus, nous n'insisterons donc pas plus longuement. Enfin, chaque jour (et même, dans certains cas, deux fois par jour,) le médecin aura avec son malade ces entretiens qui constituent la partie essentielle de la cure ; il nous faut maintenant exposer les principales règles.

TECHNIQUE GÉNÉRALE DES ENTRETIENS PSYCHOTHÉRAPIQUES

Avant de commencer ces entretiens il sera bon que le médecin fasse un nouvel examen détaillé de son malade, tant au physique qu'au moral, de façon à confirmer son diagnostic et à connaître en quelque sorte, si on nous permet cette image, la topographie exacte du terrain sur lequel il aura à manœuvrer.

L'examen somatique ne devra rien avoir d'impressionnant, il faudra éviter les gestes, attitudes, jeux de physionomie qui pourraient être mal interprétés : si on trouve toutefois quelque symptôme ou lésion physique réel, il faudra bien se garder de le cacher au malade. Cette manière de faire aura de nombreux avantages : elle établira un courant de confiance plus complète entre le malade et son médecin ; elle évitera de faire prendre ce dernier en défaut apparent de rigueur dans l'observation. Enfin le thérapeute profitera de cette occasion pour montrer, si aucun trouble subjectif n'est accusé dans la partie correspondante du corps, combien des troubles réels peuvent être négligeables, et, dans le cas contraire, pour démontrer combien l'importance de cette « épine locale » est disproportionnée avec les conséquences qu'elle entraîne[1].

1. Camus et Pagniez citent, par exemple, un cas de paralysie hystérique du bras au cours duquel ils avaient remarqué des craquements dans l'épaule et ils font remarquer que la constatation

Une fois ce résultat obtenu, et le diagnostic bien confirmé, on ne devra plus attacher que peu d'importance aux symptômes actuels, on évitera même les examens répétés et prolongés et, *à fortiori*, les réflexions imprudentes et les apparences d'incertitude, toutes circonstances qui constitueraient ce que l'on a appelé des *suggestions à rebours;* on se souviendra, en particulier, que, « chez les hystériques, rechercher des symptômes, c'est les faire naître », et que, lorsque l'on a affaire à un neurasthénique, il faut éviter de trop lui demander de renseignements sur les sensations qu'il éprouve, c'est-à-dire de favoriser l'auto-observation minutieuse, à laquelle il n'est déjà que trop porté et qui fait de lui le classique « malade aux petits papiers »; on lui fera, au contraire, comprendre « *combien l'attention fixée sur un phénomène organique, même indépendant de la volonté, favorise sa production.* »

En somme, pour bien fixer les idées du malade sur ce dernier point, on ne saurait trop recommander l'excellente comparaison que fait Dubois (de Berne) entre ses maux et ce qui se produit avec un verrou dont le jeu est d'autant plus facile qu'il est plus souvent poussé, et d'autant plus difficile qu'on l'a laissé se rouiller par un usage plus rare.

On s'attachera ensuite à rechercher les causes qui ont pu, par le mécanisme de la formation d'idées fixes subconscientes, motiver la série d'accidents

ultérieure fortuite de ce signe aurait pu suffire pour amener une rechute ou quelque trouble voisin du premier (tic, par exemple).

pour lesquels le malade est en traitement. Pour cela, on mettra le malade en confiance en écoutant ses longues explications si souvent diffuses ; et, bien souvent, ce n'est pas dès le premier entretien qu'il faudra s'attendre à recevoir toutes ses confidences. Enfin, il est des cas où, quelque bonne volonté qu'il apporte à son examen de conscience, le malade est dans l'impossibilité absolue de démêler l'origine de ses maux : c'est alors que sembleraient devoir triompher les partisans de l'emploi du somnambulisme provoqué qui, nous le savons, permettrait sûrement de retrouver la filière des accidents. Mais nous connaissons les inconvénients de cette manière de procéder et, d'autre part, comme le font remarquer Déjerine et ses élèves, « est-il indispensable d'agir sur cette cause dont le malade n'a pas conscience? En somme le point capital est qu'il ne cache pas sciemment au médecin une cause à laquelle il attribue ses troubles à tort ou à raison ».

Une fois qu'il a reconnu le mécanisme des maux du malade, qu'il est bien au courant des associations d'idées et des raisonnements qu'il fait, le médecin est en état de mener à bien la transformation psychique qui aura pour effet non seulement de guérir les accidents actuels, mais encore de les empêcher, à tout jamais, de reparaître.

Il indiquera tout d'abord au malade les bases générales de la cure qui lui est imposée. Pour cela il lui exposera avec simplicité quel est le véritable enchaînement et le mécanisme réel de ses maux, et, dans cette partie de l'éducation, *il faudra bien se garder d'employer l'expression de maladie imaginaire*, qui semblerait indiquer au sujet que l'on considère ses souffrances comme illusoires ; or, si elles se montrent hors de propos ou d'une façon disproportionnée aux causes objectives, elles n'en sont pas moins réelles et pénibles ; dans ces conditions, employer le terme que nous réprouvons, serait manquer à la fois à la vérité scientifique et aux devoirs de charité et, en outre, s'exposer à voir le malade se replier sur lui-même et refuser cette confiance dont nous avons justement fait une condition essentielle pour le succès de la rééducation psychique.

L'expression de maladie de l'imagination, serait un peu plus exacte, mais elle rappelle trop la précédente, il sera donc plus sûr d'éviter tout mot, et de simplement s'étendre sur la question des rapports réciproques du physique et du moral[1].

1. Ces rapports si complexes du physique et du moral sont, d'ailleurs, banalement connus et les exemples, puisés dans la vie de chaque jour, ne manqueront pas au médecin pour appuyer sa thèse. D'autre part, les études, tant physiologiques que psychologiques, en étendent tous les jours le domaine et en démontrent la portée et l'exactitude réelles.

C'est ainsi que, par exemple, à côté du phénomène banal de vaso-constriction ou de vaso-dilatation de la face provoqué par les états psychiques, tels que la honte ou la peur, à côté de la classique hypersécrétion intestinale, occasionnée par certaines émotions violentes, il faut placer des phénomènes plus complexes, tels que ceux que les travaux de Pawlow nous ont révélés : citons, par exemple, l'excitation des sécrétions digestives du simple fait de la vue et de l'odeur des aliments, les sucs ainsi produits se trouvant adaptés dans leur composition spécialement à la transfor-

Le malade arrivera donc, si on procède avec tact, à comprendre facilement qu'à « une affection causée par le surmenage et les préoccupations, il faut l'isolement et le repos, qu'à une maladie déterminée par une cause morale, il faut un traitement moral; il ne s'étonnera plus alors qu'on ne lui prescrive aucun médicament. Enfin, ayant saisi la raison de ses troubles nerveux, il comprendra les moyens

mation de la substance en expérience (sécrétion élective) : *un fait psychique pur, tel qu'une impression sensorielle, est donc capable de jouer un rôle prépondérant dans le fonctionnement des organes digestifs.*

On sait, d'autre part, que par la répétition et la volonté on peut arriver à modérer et même à supprimer ces réactions : n'est-ce pas un fait de constatation banale chez le fumeur pour les effets pénibles du tabac? Bien plus, celui-ci arrive à intervertir complètement la nature des sensations qui résultent de l'emploi de cette substance.

D'un autre côté, *les phénomènes somatiques peuvent retentir sur le psychisme*, tel est le cas de la fatigue physique dont nous avons déjà montré le rôle dans la production des états d'âme pessimistes : elle peut encore réagir sur la netteté des fonctions intellectuelles, comme le montre l'auto-observation du professeur Mibelli, citée par Mosso, qui, « lorsque la marche commence à le fatiguer dans une excursion botanique, ne trouve plus le nom des plantes, même les plus communes».

Enfin, des phénomènes exclusivement d'ordre psychique peuvent, chez des sujets prédisposés, se compliquer et s'aggraver mutuellement : lors d'une émotion, par exemple, un sujet normal accuse souvent un sentiment *passager* de faiblesse qu'il exprime en disant que « ses jambes se dérobent sous lui »; s'agit-il, au contraire, « d'un de ces individus toujours disposés à donner de la réalité au moindre désordre fonctionnel, » comme on a défini les hystériques, ce sentiment va *persister indéfiniment* sous forme d'un état parétique plus ou moins accentué (monoplégie, paraplégie, aphonie, astasie, abasie...).

Il est indispensable de connaître tous les faits de cet ordre pour pouvoir à l'occasion s'en servir dans les entretiens avec le malade.

de guérison et il deviendra l'auxiliaire du médecin dans son traitement général ». Tel est le point de départ des entretiens !

Une fois ces vérités bien admises, il faudra varier le sens des conversations selon les circonstances; tout est alors affaire de tact et d'opportunité.

Toutefois, on peut formuler un certain nombre de préceptes généraux que l'on ne devra jamais perdre de vue :

1° Il *faut s'attacher à inspirer la confiance et non pas une soumission passive* : en effet le grand principe de la méthode est de n'obtenir des actes que par voie de persuasion, c'est-à-dire en passant par la raison du sujet et avec son consentement absolu, et non pas par suggestion, c'est-à-dire d'une façon purement automatique.

Le seul cas où une dérogation à ce principe pourrait être autorisée est celui où le sujet en traitement serait un enfant ou un individu de mentalité débile.

2° Il faut absolument éviter les violentes incitations à vouloir : en effet elles sont vaines et, d'autre part, elles désespèrent inutilement le malade en lui enlevant le peu de confiance en lui-même qui lui reste. On ne doit compter reconstituer la volonté que d'une manière indirecte en réduisant à une juste proportion les impressions qui dominent le malade, en réveillant l'ensemble de toutes les fonctions psychiques et, en particulier, en restituant à la notion du moi toute la précision et toute la force qui lui manquent trop souvent.

3° Il faudra savoir *à la fois exciter, ménager et développer l'attention* dont la diminution constitue un des stigmates les plus caractéristiques de la psychasthénie. — On parviendra aux deux premiers résultats en se montrant soi-même attentif aux plaintes du malade, en lui parlant avec simplicité et en évitant les longues théories philosophiques ou médicales.

D'abord très courts, les entretiens deviendront peu à peu plus longs; bientôt, d'ailleurs, le malade provoquera lui-même les explications et les discutera et, surtout s'il rentre dans la catégorie des neurasthéniques proprement dits, ce sont presque uniquement des notions plus ou moins précises d'anatomie, de physiologie, de pathologie générale ou spéciale qui lui fourniront ses arguments et c'est alors que le rééducateur aura à se louer d'être versé dans les sciences médicales !

Enfin, quand de notable progrès auront été accomplis, on pourra s'appliquer à entraîner l'attention en voie de reconstitution à l'aide de petits travaux manuels (couture, dessin...) ou même intellectuels (lectures) et surtout d'exercices spéciaux, tels que « répétition mentale des termes employés par le médecin ou mise en écrit des raisonnements ou conseils donnés dans un but de guérison ».

4° Il faudra combattre spécialement les tendances si exagérées à l'illogisme qui portent les psychasthéniques, entre autres conséquences, à établir des relations de cause à effet entre des phénomènes différents parce qu'ils sont contemporains ou immédiatement successifs et à grossir leurs sensations et impressions; il faut donc les habituer à mettre celles-ci au point, « à les passer à un crible qui arrête les suggestions malsaines et ne laisse passer que celles qui mènent sur la voie du vrai[1] ».

Si le médecin a soin, comme nous l'avons déjà recommandé, de laisser parler le malade et de le questionner au besoin, les occasions de « faire de petites leçons de morale rationnelle » ne lui manqueront pas et, faites ainsi, à propos, elles prendront une force qu'elles ne sauraient avoir lors d'entretiens dont le plan aurait été arrêté d'avance. Enfin, il sera bon « de toujours faire remarquer au malade ses qualités morales parallèlement à ses vues fausses. »

5° On s'efforcera encore de détruire le penchant de ces malades au pessimisme qui n'est d'ailleurs qu'une conséquence de leur illogisme, et les porte à tout voir en sombre : on devra donc s'attacher à leur apprendre à faire, au contraire, « de tout et, en particulier, de leur moi physique et intellectuel, un commentaire optimiste ». — On leur fera, en outre, remarquer, au début, toutes les contradictions entre les troubles accusés par eux et leur état extérieur (mine, embonpoint, force musculaire... contrastant avec leur état d'asthénie ou de souffrance), et, par la suite, on les intéressera à tous les résultats progressifs obtenus au cours du trai-

1. Dubois, in *Psychonévroses et leur traitement moral.*

tement (augmentation de poids, de force musculaire mesurée au dynamomètre, sensations de bien-être éprouvé, sommeil calme et prolongé inaccoutumé...)

6° Enfin, dans cette diplomatie journalière, tantôt on mettra en jeu plus particulièrement le raisonnement, tantôt on fera plutôt appel au sentiment, le plus souvent les deux seront combinés de façon variable suivant les besoins du moment.

La première manière de procéder est surtout applicable aux gens qui ont des habitudes de logique et de précision pour toutes les circonstances de la vie, sauf en ce qui concerne leur moi. Cependant, dans la plupart des cas, on se trouvera bien de l'emploi de la vieille méthode socratique, dite miaotique, dont tant d'éducateurs éminents ont proclamé l'excellence. On se souviendra donc que « l'on se persuade mieux par les raisons que l'on a soi-même trouvées que par celles qui sont venues dans l'esprit des autres; on se trouvera donc bien de laisser en germe bien des idées utiles qui, développées complètement, auraient prolongé trop l'entretien, fatigué l'attention et produit une impression moins profonde[1] ».

Pour ce qui est de l'emploi du sentiment, ce sera tantôt aux sentiments affectifs, tantôt à l'amour-propre, que l'on fera appel. C'est dans ce double sens qu'agit la confiance que l'on montre au sujet en traitement : « Supposez-lui des aptitudes, il les développera »; « Ayez confiance dans celui

1. Saint Paul (cité par Camus et Pagniez).

qui n'est bon qu'à demi, il le deviendra tout à fait[1]. »

Quant à l'ironie, c'est bien rarement que l'on aura le droit de la faire intervenir : en effet, le malade peut rire de lui-même quand il est convaincu de l'absurdité de ses concepts; mais, d'une façon générale, nous n'avons pas le droit de rire de lui, car ce serait ajouter une nouvelle source d'affliction, à celles qui n'existent déjà qu'en trop grand nombre et, par suite, aller à l'encontre du but poursuivi[2].

RÉSULTATS ET MARCHE DE LA CURE

Sous l'influence de l'emploi judicieux de la cure de rééducation, le névrosé sera amené progressivement à ne faire que des jugements basés sur des enchaînements logiques de concepts et entretenu dans la confiance en lui-même; se trouvant, en outre, sous l'influence combinée de l'isolement et de la suralimentation, il devra arriver rapidement à abandonner son pessimisme et à concevoir la certitude de sa prochaine guérison. Les progrès de cet ordre iront s'accentuant de plus en plus, et on pourra considérer le malade comme guéri quand

---

1. Feuchtersleben, cité par Camus et Pagniez (*loc. cit.*).
2. Le danger de l'ironie est tel que, chez certaines malades, la guérison peut être retardée et même empêchée rien que du fait de la crainte des allusions blessantes qui pourraient être faites plus tard à la « nature imaginaire de leurs maux », à leur « faiblesse d'esprit » quand on connaîtrait leur facile guérison et le genre de cure employé. — Le Rééducateur doit en être prévenu pour détruire ces idées, ou mieux, pour en empêcher la conception.

les symptômes subjectifs et objectifs auront disparu, et surtout quand il sera bien démontré que les facultés d'attention, de raisonnement et de sens critique sont solidement éduquées et ne se laissent plus prendre en défaut. A ce moment le malade pourra reprendre sa vie.

Par la suite, il pourra arriver, mais rarement, que des esquisses de rechute plus ou moins intenses semblent se montrer, mais, en règle générale, la guérison en sera alors obtenue avec beaucoup moins de peine et à beaucoup moins de frais que la première fois : il suffira, par exemple, souvent d'un simple entretien dans le cabinet du médecin pour en venir à bout, « pour remonter la pendule », comme disent certains malades sous une forme imagée. Par la suite ces rechutes deviendront d'ailleurs de plus en plus rares, de plus en plus éloignées, de moins en moins appréciables.

APPLICATIONS DE LA MÉTHODE DANS QUELQUES CAS PARTICULIERS

Outre les indications d'ordre général que nous avons établies, et qui s'appliquent à toutes les circonstances, sans exception, où la névrose est en jeu, il en est toute une série qui sont propres à certains cas et qui méritent, à divers titres, que nous en disions quelques mots.

Nous envisagerons donc la conduite particulière à tenir contre les *troubles moteurs*, les *crises con-*

vulsives, les *phobies et manies diverses* et, enfin, contre toute une série de troubles dans la production desquels le système nerveux prend une place souvent prépondérante et même exclusive, et où, par suite, la thérapeutique psychique doit jouer un rôle de premier ordre (*ce sont surtout certains troubles digestifs et cardiaques, l'insomnie et, accessoirement, certains troubles urinaires et sexuels*).

I. *Troubles moteurs.* — En présence de troubles moteurs intenses dans la genèse desquels le psychisme joue le rôle essentiel, il y a lieu d'employer des exercices physiques spéciaux : basés sur le réveil des images et l'utilisation de l'attention, ceux-ci n'ont rien de particulier et sont les mêmes que nous étudierons à propos de la rééducation motrice.

II. *Crises convulsives.* — Elles seront toujours notablement diminuées de fréquence et d'intensité du fait même de la cure de repos et d'isolement, puisque, comme nous l'avons vu, son principal effet est de réduire au minimum les causes d'excitation. Toutefois, au début, il pourra encore s'en produire, il suffira alors de s'attacher à rétablir le calme dans l'esprit du malade (qui, en dépit des apparences, comprend parfaitement), en lui manifestant par l'attitude et lui déclarant avec conviction que la crise va cesser; on pourra, au besoin (et, par exception à la règle générale, parce qu'il s'agit d'un épisode aigu et passager) rehausser cette action directe par l'emploi d'un médicament calmant inoffensif. La crise prendra alors, le plus souvent, fin d'une façon rapide, tandis que, dans les circonstances antérieures, l'affolement de l'entourage et son état d'inquiétude et d'angoisse communicative ne faisaient que contribuer à l'aggraver et à la prolonger.

III. *Phobies diverses.* — Le traitement des nosophobies (*syphilophobies, dermatophobies*) se confond directement avec la cure de rééducation des fonctions de perception complète et régulière et de raisonnement, c'est-à-dire qu'elle est faite directement lors des entretiens psychothérapiques.

Quand il s'agit, au contraire, de phobies spéciales, telles que l'*agoraphobie*, la *claustrophobie*, un entraînement méthodique est parfois utile, mais, en somme, dans ce cas encore, l'incohérence et la fausseté des conceptions sont telles que, rapidement, le malade s'en rend compte lui-même et que l'intervention directe du thérapeute est à peine utile.

IV. *Toxicomanies.* — De près ou de loin, les toxicomanies (alcoolisme ou mieux alcoolomanie, morphinomanie, cocaïnomanie...) se rattachent aux troubles d'ordre psychasthénique.

Dans l'alcoolisme, le cas est relativement complexe : tantôt le malade y est entré à la suite de troubles psychiques purs, « pour noyer un chagrin », par exemple, tantôt c'est en raison d'une habitude contractée volontairement et sciemment[1]. Mais,

---

1. Bien des sujets se mettent à boire pour faire comme tout le monde et ne pas paraître « avoir peur d'un verre » : cela dénote déjà une tare mental.

quel que soit le point de départ, toujours, au moment de la suppression du toxique habituel, se produit une angoisse profonde, de plus ou moins longue durée, qui semble être inversement proportionnelle à la valeur mentale du sujet.

La rééducation psychique est donc toujours utile dans ce cas et c'est parce qu'on la néglige que, trop souvent, les résultats obtenus par l'internement dans les asiles spéciaux qui existent en certains pays, sont rarement définitifs. Enfin, si on la pratique, ce n'est pas seulement en ce qui concerne la volonté de ne plus boire qu'il faut modifier la mentalité du malade, c'est en rétablissant le jeu complet et normal de toutes les fonctions d'idéation et en en supprimant toutes les tares.

Dans la morphinomanie et les autres manies thérapeutiques, il est plus facile de fixer les idées sur ce sujet et de donner une notion complète de ce que devrait être la cure de tous les cas graves de toxicomanie.

En effet, ici, le trouble psychique ne fait de doute pour personne : tantôt c'est par un besoin morbide de jouissances spéciales que le malade a pris l'habitude que nous avons à combattre, tantôt c'est à la suite d'ennuis, mais, le plus souvent, c'est à propos de modifications quelconques de la santé générale, telles que crises douloureuses, intenses, relevant d'un trouble organique (coliques hépatiques à répétition...), ou bien algies diverses si fréquentes, au reste, chez les neurasthéniques (topoalgies, viscéralgies...), ou enfin, insomnie. Une fois l'accident initial disparu, le malade vit dans un état de crainte constante de son retour et c'est cette phobie qui est la cause essentielle de la persistance du besoin thérapeutique : primitivement celui-ci était d'ordre curatif, plus tard il devient d'ordre préventif, à ce moment la manie est créée !

Nous retrouvons donc là toutes les tares visées par la cure de rééducation, telle que nous l'avons indiquée ; cependant, trop souvent, on se contente de l'isolement et du repos pour faire supporter la suppression du toxique, et encore en considérant ces moyens surtout comme destinés à faciliter la surveillance. Heureusement ils se trouvent avoir en eux-mêmes des avantages particuliers que nous connaissons, mais qui sont souvent insuffisants pour permettre au malade de résister à l'angoisse profonde dans laquelle il se trouve ordinairement plongé[1], et c'est là qu'une part active prise par le médecin à la cure serait utile.

Nous ne saurions donc trop recommander, dans tous les cas un peu importants de toxicomanie (alcoolisme invétéré compris), de mettre à profit, outre la banale suppression radicale du poison, la cure de Weir-Mitchell au complet et la cure de reconstitution des facultés mentales : confiance, logique, optimisme... Dans ces conditions, le traite-

---

1. La seule privation des cellules organiques pour leur excitant habituel ne suffit pas, en effet, à expliquer cette angoisse puisque des supercheries l'atténuent parfois.

ment serait le moins pénible possible pour le malade et les rechutes seraient infiniment moins à craindre[1].

V. *Troubles digestifs*. — Il est presque exceptionnel de rencontrer des psycho-névroses sans troubles digestifs *et ceux-ci dominent parfois tellement la scène que l'on ne pense qu'à eux, les considérant comme le primum movens des accidents observés et le traitement qui leur est opposé est, de ce chef, purement organique.* Dans ces conditions il est fréquent (pour ne pas dire de règle), de voir les accidents s'éterniser, cédant tout au plus pendant quelques jours à intervalles irréguliers, pour, le plus souvent, laisser alors place à des équivalents portant sur d'autres appareils. C'est alors que la cure de Weir-Mitchell appliquée dans toute sa rigueur exerce la plus heureuse influence : le repos est facilement accepté puisque l'on a affaire à des individus épuisés par l'insuffisance des recettes organiques, du double fait de la crainte des douleurs et de prescription thérapeutique de régimes restreints; la cure lactée de la première semaine doit au moins sembler logique comme cure de repos de l'estomac[2]. Intervient ensuite la cure de surali-

1. Cela est tellement vrai que l'on a souvent préconisé la cure par suggestion, or nous savons qu'on peut faire mieux par la raison.

2. Parfois certains sujets se déclarent incapables d'absorber ou de supporter le lait, c'est une première obsession à détruire; il faut faire comprendre que cet aliment est, de tous, celui qui demande le moindre travail digestif puisque l'estomac du nourrisson le tolère; que s'il a été mal supporté, c'est, sans doute, qu'il était

mentation dans laquelle aucune restriction n'est apportée au choix des aliments alors que, jusque-là, la *suggestion des régimes minutieusement réglés était une cause de perpétuelle réévocation des malaises éprouvés*. En même temps le traitement moral est mis activement en œuvre pour empêcher le retour des angoisses et obsessions et, en six à huit semaines au plus, on obtient, chez ces malades antérieurement épuisés par les troubles dyspeptiques et entéritiques les plus variés, une véritable résurrection tant physique que morale.

Chez le névrosé constipé, on fera en même temps le dressage spécial de l'intestin, que nous décrirons plus loin sous le nom, actuellement classique, de rééducation intestinale, de telle sorte que ce symptôme, dont on connaît l'importance si grande dans les théories pathogéniques chères aux névrosés, disparaîtra un des premiers et pourra servir au malade de pierre de touche de l'action favorable du traitement purement subjectif qui lui est imposé.

VI. *Troubles cardiaques*. — Les psychasthéniques accusent souvent aussi des troubles subjectifs, tels que *douleurs thoraciques du côté gauche* à siège anatomique indéterminé, *palpitations, accès syncopaux*, symptômes ordinairement fugaces au début, d'allure bénigne, que ces grands auto-observateurs pessimistes ne manquent pas de rapporter à « une maladie de cœur ». Alors que l'examen anatomique le

mal employé. Enfin il *faut obtenir la promesse, non pas que le malade « essaiera », mais qu'il s'engage à exécuter la prescription.*

plus minutieux ne révèle aucune lésion anatomique locale, ils vivent néanmoins dans un état de perpétuelle angoisse et de continuelle terreur ; or on sait combien ce dernier sentiment tend à réagir sur le cœur en en précipitant les battements et quelquefois en en provoquant l'arrêt momentané. La crainte des palpitations et de la syncope est donc à elle seule une grande cause de provocation et de reproduction de ces accidents. Ces sujets sont donc voués à l'aggravation continue et à la persistance indéfinie de leurs maux si la rééducation psychique ne vient pas supprimer leur état d'âme anxieux. Ici encore la cure complète et dans toute sa sévérité, telle que nous l'avons décrite, est absolument indispensable, et son efficacité est certaine si elle est bien conduite.

VIII. *Insomnie.* — L'*insomnie* est également d'une fréquence extrême chez les névropathes, or rien n'est absurde et antiphysiologique comme l'emploi constant de médicaments hypnotiques pour la combattre. En dehors des cas où c'est l'absorption de certaines substances ou certaines maladies autotoxiques qu'il faut incriminer et combattre, il s'agit, ou bien d'une hyperesthésie toute psychique rendant le malade exagérément sensible au moindre bruit, ou bien d'états d'âme anxieux, tous cas qui relèvent du traitement psychique. L'indication thérapeutique à remplir est, par suite, de *changer la mentalité en ramenant le calme de l'esprit*, en supprimant la prédisposition aux obsessions et, parmi ces dernières, une surtout est à combattre d'une façon particulière, c'est la crainte de l'insomnie et la terreur des conséquences dont les malades la croient susceptible; le sommeil ne pourra se montrer, « la vibration mentale ne pourra cesser », que quand le malade sera arrivé à se dire : « Si je dors, tant mieux; si je ne dors pas, tant pis ! »

IX. Autres applications. — Comme derniers exemples de ce que peut une éducation psychique bien conduite dans le sens de la substitution de l'optimisme au pessimisme, on peut enfin citer la suppression de la « toux inutile » des phtisiques, le rétablissement du jeu urinaire normal chez les obsédés auxquels on a pu démontrer péremptoirement que leur urètre n'est pas rétréci, la guérison de certains cas d'impuissance.

D'après ce qui précède, on a pu voir combien vaste est le domaine de la rééducation psychique : on a, en particulier, remarqué, que *nombre de troubles qui, à en juger d'après les apparences, nécessiteraient une thérapeutique organique directe, peuvent être supprimés grâce à elle, aussi bien et même mieux que par tout autre moyen.*

Or, en dehors de ces cas, la psychothérapie rationnelle, telle que nous l'avons comprise, est appelée à rendre des services signalés *dans toutes les circonstances de la pratique journalière, où le médecin doit savoir la mettre en œuvre conjointement à toutes les autres pratiques de thérapeutique directe indiquées par les circonstances.* En effet, comme le fait remarquer le professeur Dubois (de Berne) (dont nous ne partageons d'ailleurs pas le scepticisme à l'égard de tout ce qui n'est pas psychothérapie), « l'homme ne souffre pas comme l'animal, il ne ressent pas seulement des sensations douloureuses brutes, il les exagère par ses craintes, ses réflexions pessimistes; et, *parfois, la souffrance morale qui succède à la maladie physique persiste alors qu'un mieux réel est déjà survenu.* » On peut donc affirmer que « c'est l'âme saine qui, le plus souvent, crée la santé corporelle, non pas parce qu'elle supprime des maladies réelles, mais parce qu'elle nous donne la force de négliger nos malaises et de vivre comme s'ils n'existaient pas » [c'est ce qu'un malade fort intelligent appelait « arriver au sentiment de son incassabilité »].

En ayant présentes à l'esprit toutes ces réflexions et surtout s'il en a médité toute la valeur, le médecin sera capable d'assurer à son malade des consolations plus grandes et des secours plus efficaces contre ses souffrances : son rôle sera donc plus complètement rempli. C'est pour cette raison que nous avons cru devoir donner à cette partie de notre travail des développements, en apparence si disproportionnés, par rapport à ceux qui seront consacrés aux autres méthodes; le lecteur nous en excusera, en raison de la grandeur du but que nous nous sommes proposé.

DEUXIÈME PARTIE

RÉÉDUCATION MOTRICE

CHAPITRE I

INDICATIONS ET BASES GÉNÉRALES DE LA MÉTHODE[1]

Après ce que nous avons dit dans l'*Introduction*,
il nous suffira de rappeler quelques principes géné

1. *Consulter : A.* Pour les principes généraux de la rééducation
motrice et son emploi dans l'ataxie et les paralysies : Brissaud et
Meige, *la discipline psycho-motrice* (in *Arch. Gén. de Méd.*, 1903) ;
Constensoux, *Rééducation du tronc chez les tabétiques*, (in *Pres.
Méd.*, janvier 1902) ; Frenkel, *Die Behandlung der Tabischen Ataxie*;
Leipzig, 1900 (traduction française sous presse chez Baillière) ;
Faure, *Résultats de la rééducation dans le traitement des troubles
du mouvement* (Congrès de Madrid, avril 1903) ; — *Théorie générale
de la rééducation motrice* (*Bull. de thérap.*, juillet 1902) ; — *Trai-
tement mécanique des troubles viscéraux des tabétiques* (Congrès de
Bruxelles, août 1903) ; — *Traitement mécanique des paraplégies
spasmodiques* (*Id.*) ; — *Pathogénie et pronostic du tabès* (*Ib.*) ; —
l'Éducation du mouvement (conférence du 20 septembre 1903) ; —
Faure et Belugou, *Pathogénie, pronostic et thérapeutique du tabès*
(*Revue de méd.*, août 1903) ; Faure et Constensoux., *Pronostic et
traitement du tabès* (Soc. de neurol., février 1902) ; — *Résultats
de la rééducation motrice* (Congrès de Toulouse, 1902) ; — Faure et
Frenkel, *le Traitement de l'ataxie par la rééducation* (*Presse méd.*,
novembre 1897). — Faure et Hirschberg, *le Traitement des tabétiques*
(*Gaz. des hôpitaux*, octobre 1897) ; — Raymond, *le traitement de
l'incoordination motrice du tabès par la rééducation des muscles*
(in *Rev. int. de Thérap. et pharmacie*, mai, juin, juillet 1896) ;

B. Pour le traitement des tics : Meige et Feindel, *les Tics et leur
traitement*, Paris, 1902 ; Pitres, *Tics convulsifs généralisés traités et
guéris par la gymnastique respiratoire* (in *Journ. de Méd. de Bor-*

raux et d'insister sur quelques points spéciaux, dont il faut être bien pénétrés pour faire comprendre la valeur théorique des méthodes de rééducation motrice.

On sait que tous ceux de nos mouvements qui ont pour but un acte un peu complexe sont des mouvements appris, les uns par l'espèce au cours de son évolution (miction, défécation...), les autres par l'individu lui-même, soit à la suite d'une éducation spéciale comme l'escrime, la danse..., soit du fait de l'accumulation spontanée, continuelle, subconsciente de petites observations faites pendant le cours du développement et de l'imitation simiesque des mouvements ainsi remarqués et analysés, comme tel est, par exemple, le cas pour la marche ; soit enfin par l'intervention simultanée des deux mécanismes, comme pour la parole articulée.

Dans toutes ces circonstances, des actes qui exigeaient primitivement la participation constante de l'attention sont devenus peu à peu, par la répétition, automatiques et sont exécutés d'une façon parfaite sans que nous ayons conscience en apparence de l'accomplissement des mouvements élémentaires qui les constituent : à ce moment, il s'est formé un mécanisme complet tel que « l'excitation

---

deaux, février 1901) ; Gruchet, *Étude critique sur le tic convulsif et son traitement gymnastique* (Th. Bordeaux, 1902) ; Dubois (de Saujon) ; *Traitement des tics convulsifs par la rééducation des centres moteurs* (in. *Bull. gén. de Thérap.*, avril 1901).

d'un seul de ses points détermine le déclanchement de tout le système moteur».

Or l'homme peut apprendre d'autres modes de progression que la marche, il peut arriver à parler d'autres langues que sa langue maternelle, pourquoi, dès lors, ne lui serait-il pas possible de réapprendre à parler, de reconstituer un nouveau système neuro-moteur de la marche quand, pour une raison quelconque, ces fonctions viennent à être altérées? Telle est l'idée qui a présidé à la conception de la rééducation motrice.

On peut toutefois objecter que, dans ces conditions, le système nerveux n'est ordinairement pas normal, que souvent, il a souffert, que quelqu'une de ses parties a été détruite plus ou moins profondément : aussi jusqu'à quel point est-on en droit de se dire dans des conditions analogues à celles que l'on rencontre chez l'enfant? Dans ce dernier cas, en effet, si les centres sont incomplets, ils sont, en fait, en état de progression et de perfectionnement constant, tandis que, dans le cas du malade, les parties qui manquent sont frappées de sidération fonctionnelle ou anatomique ou en état de régression.

Les faits d'observation se chargent de répondre à cette objection et nous aurons à revenir à différentes reprises sur ce point et à le développer, en montrant : 1° que les lésions réelles sont souvent bien moins étendues que ne l'auraient fait présumer les troubles observés ; 2° que le système nerveux jouit d'une extraordinaire plasticité et que ses diverses parties ont une tendance naturelle à se suppléer et à se compenser.

Le principe de la rééducation motrice qui s'applique à activer, à provoquer, à diriger, à perfectionner ce mécanisme naturel est donc parfaitement légitime. D'ailleurs les résultats obtenus de divers côtés et notamment ceux que M. Faure a publiés au cours de sa pratique déjà longue tant à la Salpêtrière que dans l'Institut spécial qu'il a créé à Lamalou, sont là pour montrer que les promesses escomptées ont été largement tenues.

Quant aux méthodes employées, elles reposent sur ce fait d'observation que nous avons déjà eu l'occasion de signaler que, de même que les images cérébrales ont un pouvoir moteur (on mime, par exemple, instinctivement, c'est-à-dire traduit par des actes moteurs, les scènes que l'on raconte), de même, inversement, *les attitudes sont susceptibles de réveiller, dans certaines conditions, les images correspondantes.*

Ceci posé, nous allons étudier la manière d'appliquer ce principe dans chaque ordre de cas particuliers.

CHAPITRE II

RÉÉDUCATION DANS LES TROUBLES DE LA COORDINATION
(ATAXIE)

I. — BASES ET PRINCIPES

On sait que l'ataxie consiste « dans la non-adaptation des qualités des mouvements intentionnels à un but voulu », et que son mécanisme peut être résumés chématiquement en disant que « les muscles associés à la production d'un mouvement simple continuent de se contracter synergiquement ; mais ils le font trop vite ou avec trop de force ou trop longtemps et leur contraction défectueuse provoque l'intervention intempestive des antagonistes. »

Toutefois, les malades qui en sont atteints « restent ordinairement capables de faire des mouvements réguliers sous l'influence d'une attention soutenue et d'une volonté énergique ; il leur suffit, en effet, de faire effort, d'oublier ce qu'ils croient savoir et de tendre leur esprit en vue de l'exécution d'un mouvement nouveau et difficile pour réussir, par ce moyen, à accomplir comme tel, avec régularité, un mouvement très simple dont le mécanisme, auparavant familier, a disparu de la mémoire. La rééducation va donc leur faire comprendre qu'ils ne doivent plus jamais se laisser aller à faire un mouvement spontané et automatique, mais que tous leurs gestes, même les plus instinctifs (comme la satisfaction des besoins naturels), doivent être exactement calculés, toujours surveillés et réglés par des exercices préparatoires[1] ». C'est à cette condition que l'on pourra progressivement rétablir l'automatisme normal régulier.

II. — TECHNIQUE

Les exercices employés ont comme grande caractéristique de « mettre en jeu l'adresse et non la force musculaire du malade » ; quant à leur nature, elle est éminemment polymorphe et varie à l'infini, d'après le nombre, la variété et la combinaison des groupes musculaires atteints ; en voici les principaux :

A. *Pour lutter contre l'incoordination des membres inférieurs et du tronc.* — a) Le malade étant couché, lui faire exécuter des mouvements d'abord très simples : extension, flexion, adduction, abduction exécutés successivement avec les orteils, avec chacun des deux pieds, puis avec les deux simultanément, avec chacune des deux jambes, puis avec

---

1. M. Faure, Conférence à Lamalou, 20 septembre 1903.

les deux ensemble; ensuite mouvements plus complexes tels que porter le talon sur le genou du côté opposé, passer le pied au-dessus d'une canne étendue horizontalement, etc.

b) Faire asseoir lentement le sujet sur un siège et le faire relever lentement, d'abord avec appui, puis sans cette aide. Le faire tenir debout soutenu par des aides ou par des barres parallèles passées sous les épaules, les pieds d'abord écartés, puis de plus en plus rapprochés; puis recommencer la série de ces exercices sans soutien. Faire porter le corps légèrement en avant et le ramener dans la position verticale, fléchir les genoux et se redresser ensuite ; s'accroupir et se redresser.

c) Plus tard commenceront les véritables exercices préparatoires à la reprise de la marche : « faire avancer un pied et le retirer, recommencer avec l'autre, porter le pied en arrière et le ramener, faire un pas en avant, puis deux, au commandement, le tout d'abord avec une canne ou soutenu par des barres parallèles ou des aides, puis sans aucun appui ». Une fois la marche redevenue possible, il s'agira d'habituer la malade à marcher droit, à monter, à descendre (successivement en plan incliné, puis avec des marches), à se retourner au commandement, à marcher à reculons, à courir.

B. *Pour lutter contre l'incoordination des membres supérieurs*. — Outre des mouvements simples analogues à ceux que nous avons énumérés pour les membres inférieurs, *il faut employer de véritables jeux d'adresse*, tels que faire suivre avec un morceau de craie sur un tableau d'abord une ligne droite, puis un trait de plus en plus compliqué (la trace laissée par la craie montre au malade le degré des fautes commises et lui permet, en outre, de se rendre compte de ses progrès); placer le doigt dans un trou d'abord isolé, puis placé au milieu d'une série d'autres, attraper au vol une boule fixée à un fil, parer un coup de baton avec une canne.

C. *Enfin il y a lieu de rétablir la coordination d'un certain nombre d'appareils.* — a) Des exercices respiratoires, consistant à faire des inspirations profondes et à modérer l'expiration en tenant un son pendant le plus de temps possible, sont le moyen de lutter contre *l'ataxie des muscles de la glotte*, qui est la grande cause des crises laryngées si terribles du tabes.

b) On peut de même lutter contre les accidents *d'incontinence et de rétention des urines ou des matières* en exerçant et disciplinant le jeu des muscles du périnée : or « ceux-ci se contractent par synergie quand on fait agir les adducteurs des cuisses, à condition que le corps soit maintenu dans la position demi-couchée et que le bassin se soulève, quittant le plan du lit, en même temps que les adducteurs travaillent[1] », on conçoit donc

---

1. *In* Lagrange, *Traitement des affections du cœur par l'exercice et le mouvement*, Paris, 1903.

quels sont les mouvements à faire exécuter dans ce cas.

Tous les exercices que nous avons énumérés seront d'abord exécutés *passivement*, de façon à réveiller la perception des sensations correspondant aux attitudes segmentaires (sensations de déplacement du membre, de nature des muscles contractés et de leur degré de contraction, de changements de rapports des surfaces articulaires...), toutes sensations qui, nous le savons, servent à la volonté de « base pour adapter à un but déterminé les impulsions qu'elle projette sur les appareils contractiles de la périphérie ».

Ensuite on consolidera cette éducation et, en outre, on éveillera les impulsions motrices elles-mêmes, en faisant exécuter les mêmes exercices *activement* par le malade, d'abord par imitation, pendant qu'on les effectuera devant lui, puis de mémoire. — Enfin on aura soin de ne changer d'exercice pour passer à un autre que lorsque le précédent aura pu être accompli *au commandement, sans hésitation et avec une correction suffisante.*

Grâce à ces moyens et en suivant méthodiquement les règles que nous exposons, on réussira, le plus souvent, à rétablir l'automatisme régulier et harmonieux de tout le fonctionnement organique, ce qui présente pour les malades toute une série d'avantages de premier ordre : tout d'abord ils se trouvent moins éloignés des conditions de leur vie antérieure et peuvent même arriver à la reprendre mais, en outre, le pronostic *quoad vitam* de leur mal est lui-même très notablement amélioré, car, du fait de l'exercice, le tonus général est augmenté, les éliminations et la dépuration organique sont activées et, en outre, grâce à la rééducation des muscles de la respiration, de la déglutition, de la miction, de la défécation, le malade apprend à respirer normalement, à expulser les mucosités de son pharynx et de ses bronches..., il est donc mis à l'abri des accidents auxquels l'exposaient l'incoordination ou la paresse de ses fonctions : spasme glottique de l'ictus laryngé, pneumonie de déglutition, infection urinaire des rétentionistes...

III. — CONDITIONS DE SUCCÈS[1]

Pour que la méthode de rééducation motrice puisse donner tous ces résultats, il faut qu'un certain nombre de conditions soient remplies; or celles-ci peuvent se ranger sous trois chefs selon qu'elles tiennent plus spécialement au sujet, à l'opérateur ou à la méthode elle-même.

A. *Conditions inhérentes au sujet.* — 1° Il est évident qu'il faut que les organes moteurs proprement dits, os et muscles, soient intacts, autrement dit, selon l'heureuse comparaison de M. Faure, que

---

1. Parmi les conditions que nous énonçons, il en est un certain nombre qui s'appliquent à toutes les méthodes de rééducation et que nous ne citerons néanmoins pas à nouveau, car le bons sens du lecteur suffira à lui faire faire les rapprochements nécessaires.

« l'outil soit bon, que seul le moyen de s'en servir soit oublié »; c'est ainsi que, par exemple, dans le cas de tabes, les arthropathies graves constituent une contre-indication de la méthode.

2° Il est de même évident que toute tentative de rééducation sera vaine et frappée d'avance de stérilité si on a affaire à un organisme en état de déchéance profonde et si les délabrements du système nerveux sont trop étendus.

3° L'éducation des muscles du malade dans le sens de la coordination se fait sous la direction et par l'intermédiaire de l'encéphale, elle suppose donc intactes les fonctions encéphaliques, conscience et volonté, qui président à cette éducation. Il ne faut donc pas que le malade présente de troubles intellectuels importants et la rapidité des progrès est proportionnelle à la force d'attention et de persévérance qu'il présente.

4° Les résultats seront d'autant meilleurs que le sujet aura été plus entraîné dans sa vie antérieure à la discipline, aux exercices corporels et à la surveillance des attitudes ; c'est pour cette raison que les hommes de sport et les militaires fournissent les plus beaux succès à l'actif de la méthode.

5° La bonne volonté du sujet, sa confiance dans la méthode, sa persévérance sont encore des conditions essentielles de succès.

6° Il importe que le sujet à rééduquer ne présente pas d'anesthésie profonde trop étendue : or celle qui est due à la même *cause centrale* que l'ataxie peut et doit se récupérer comme la coordination par l'exercice, mais celle qui serait due à une *dégénérescence des conducteurs nerveux périphériques* constituerait un obstacle absolu et irréductible au succès de la rééducation puisqu'elle priverait le sujet de la perception d'une série de renseignements indispensables pour la direction et le contrôle de ses actes.

7° Enfin il est indispensable encore, et pour la même raison, que le sujet à rééduquer jouisse d'une acuité visuelle suffisante pour pouvoir contrôler ses attitudes segmentaires au sujet desquelles son sens musculaire ne lui donne souvent plus de renseignements : il ne saurait, par exemple, être question de rééduquer les fonctions motrices chez un tabétique atteint de cécité.

B. *Conditions inhérentes à l'opérateur*. — Celui-ci doit :

1° Posséder une connaissance approfondie de l'anatomie et de la physiologie des muscles et des nerfs dans toutes les circonstances de la vie : station, marche, course, saut, respiration, déglutition, tant chez les sujets sains que chez les malades.

2° Connaître de même à fond les symptômes et les lésions dont sont porteurs les malades en traitement.

3° Unir la patience, la persévérance et la conviction à la prudence.

Pour toutes ces raisons, on s'explique que la pratique de la méthode ne puisse guère être confiée qu'à un médecin spécialement entraîné, sinon on s'exposerait à voir se reproduire les échecs, qui ont failli, au début, jeter le discrédit sur la méthode de Frenkel.

C. *Conditions inhérentes à la méthode*. — 1° Elle ne doit pas se contenter de pratiques étroitement codifiées et systématisées, mais, au contraire, se mouler en quelque sorte sur chaque cas particulier; de là l'impossibilité de donner une formule complète et invariable des exercices à employer.

2° Il ne faut pas prolonger exagérément la durée des séances d'exercices, sinon se produiraient, chez le malade, en raison des efforts disproportionnés au but à atteindre qu'il déploie et des synergies inutiles qu'il met en jeu, des courbatures d'autant plus intenses que les troubles sensoriels dont il est atteint l'empêchent de s'apercevoir de la fatigue à temps; en outre, il faut compter avec la lassitude cérébrale résultant de la contention d'esprit et des efforts énormes d'attention que nécessite l'exécution des actes en voie de rééducation. — Une séance d'une demi-heure, coupée de quelque repos, est largement suffisante, surtout au début où les difficultés à vaincre sont au maximum d'intensité; il faudrait mieux en faire plusieurs par jours que de les prolonger plus longtemps.

3° Il faut *s'occuper de l'état psychique du malade parallèlement à celui de la motilité :* on expliquera, en particulier, à l'ataxique la nature des fautes qu'il commet, on l'intéressera à la méthode en lui en indiquant les bases et le mécanisme, de cette façon il pourra devenir un véritable auxiliaire du médecin, au lieu de la machine obéissante et passive qu'il serait sans cela [1]; la réalisation de cette condition est essentielle pour le succès. En outre, en procédant convenablement, on arrivera rapidement à faire disparaître les troubles relevant de l'auto-suggestion d'incapacité fonctionnelle qui existent toujours à un degré quelconque et, quelquefois, coïncident avec une impotence réelle, incroyablement légère.

Il y a lieu d'insister particulièrement sur cette condition essentielle; elle découle d'ailleurs, directement de ce que nous avons dit, dans l'Introduction, de la nature mixte, psycho-motrice de tous nos actes; et elle se retrouve dans toutes les variétés de rééducation, qu'elles portent plus spécialement sur le fonctionnement des organes des sens ou sur celui d'appareils musculaires, nous la citons une fois pour toutes ici, mais toujours le médecin qui voudra faire de la rééducation devra l'avoir présente à l'esprit, faute de quoi il s'exposera à n'obtenir que des insuccès et à croire, par suite, à l'impuissance de la méthode.

1. Il faut que le malade sache que, « si le médecin peut beaucoup avec lui, il ne peut rien sans lui ». (Brissaud et Meige.)

CHAPITRE III

RÉÉDUCATION MOTRICE DANS LES PARALYSIES

1. — BASES ET PRINCIPES

Dans les cas étudiés au chapitre précédent, la force musculaire était intacte, les muscles étaient capables de réagir à l'impulsion de la volonté, c'était le manque d'harmonie, de coordination dans les efforts élémentaires constitutifs du mouvement qui expliquaient l'impotence.

Dans les paralysies, au contraire, « la contractilité des muscles sous l'influence de leur stimulant normal » est abolie ou diminuée considérablement, soit qu'ils se trouvent altérés dans leur structure propre, soit qu'une lésion anatomique siégeant en un point quelconque du système nerveux entrave la transmission de l'impression motrice, c'est-à-dire de la volonté ou de la réflexion d'impressions sensitives, selon les circonstances.

Il semble donc que la seule thérapeutique efficace possible soit celle qui aurait pour effet de supprimer les troubles organiques et d'amener la *restitutio ad integrum* de tous les organes présidant, à un titre quelconque, à l'accomplissement des actes moteurs ; par suite les résultats à attendre de la rééducation apparaissent bien aléatoires.

Cependant, il est un certain nombre de faits d'observation courante qui permettent de modifier cette impression, ce sont :

1° *La constatation de suppléances naturelles instinctivement mises en jeu pour pallier les troubles fonctionnels produits par les lésions anatomiques :* c'est ainsi que, par exemple, l'hémiplégique arrive à marcher en inclinant le tronc tout entier du côté sain et en le faisant pivoter de façon à entraîner le membre paralysé inerte en haut, puis à le rejeter en avant. De même ordre sont, chez le paraplégique, les mouvements qui caractérisent le « steppage. »

L'effort de suppléance active est plus appréciable encore quand il s'agit de paralysies portant sur un petit nombre de muscles ; c'est ainsi que, « dans certaines paralysies infantiles d'origine centrale, on voit parfois une jambe paralysée et atrophiée reprendre peu à peu un certain volume et une certaine force à mesure que l'enfant s'exerce à marcher », ce qui tient « non pas à ce que les muscles dégénérés se refont, leur centre trophique étant détruit, mais à ce que les muscles voisins s'hypertrophient et suppléent, grâce à cette augmentation de volume et de force, à la disparition des muscles dégénérés. » Certes, « la suppléance n'est pas complète, mais elle permet la fonction, l'enfant boite, mais il marche [1] ».

2° « Tel muscle, que l'on ne peut faire contracter seul, se met en mouvement si le sujet meut en même temps un autre système musculaire, » cette synergie est, d'ailleurs, portée au maximum quand il s'agit de muscles symétriques.

3° Dans nombre de cas, si, au lieu de considérer l'accomplissement de mouvements systématisés, on examine l'état de la contractilité volontaire des muscles séparément, on trouve que la paralysie est bien moins étendue qu'elle ne le paraissait à première vue.

5° Enfin, dans le cas de l'hémiplégie, Meige fait remarquer[2] que, quelque temps après l'ictus, le malade ne se sert souvent plus des membres atteints *moins par impotence fonctionnelle absolue que par amnésie motrice*. « Il fait agir les muscles en question, mais sans but, il ne sait plus les utiliser en vue d'un acte fonctionnel déterminé. S'étant trouvé quelque temps incapable réellement d'exécuter un acte, puis, plus tard, n'arrivant pas à l'exécuter du premier coup correctement, il en conclut généralement qu'il ne pourra plus désormais y réussir. Il renonce dès lors à toute tentative. *A l'amnésie motrice s'ajoute l'aboulie motrice[3] !* »

Lagrange, *loc. cit.*, p. 128.

2. *Comptes rendus du Congrès de Médecine* (Paris, 1904, in *Presse méd.*, 29 octobre.)

3. Meige, Congrès de Médecine. Paris, 1903.

On peut donc se proposer comme *but de développer les suppléances, de perfectionner et réglementer les synergies, de réveiller les images motrices négligées, de modifier le psychisme dans un sens optimiste*, toutes conceptions qui justifient l'emploi des manœuvres de rééducation.

En outre, grâce à elles, on empêche l'apparition de mainte atrophie ou ankylose que l'immobilité aurait favorisées et, enfin, on donne une stimulation indispensable à la circulation et à la nutrition générales, ce qui est loin d'être négligeable si on réfléchit que, parmi les plus fréquentes indications de la méthode, figure l'hémiplégie et que se sont les pléthoriques, à nutrition ralentie, toujours en puissance d'auto-intoxication qui fournissent le plus riche contingent à cette infirmité.

II. — TECHNIQUE

Pour ce qui est des méthodes à employer, elles sont identiques à celles que nous avons étudiées dans le chapitre précédent et sont soumises aux mêmes règles ; cependant, on ne saurait trop insister sur l'extrême prudence qu'il est plus formellement recommandé encore que jamais d'apporter à la graduation et au dosage des exercices quand il s'agit de malades qui ont présenté des troubles inflammatoires ou circulatoires graves du côté de leurs centres nerveux ; on emploiera alors successivement un massage doux et quelques mouvements passifs des extrémités, puis des mouvements actifs fractionnés[1].

1. L'usage classique de l'électrisation localisée agit comme les mouvements passifs ; mais il ne peut guère suffire à lui seul.

CHAPITRE IV

RÉÉDUCATION DANS LE TRAITEMENT DES TICS

a. — LA NATURE DU TIC ET LES BASES DE SON TRAITEMENT

Pour Trousseau, le tic « consiste dans des contractions instantanées, rapides, généralement limitées à un petit nombre de muscles, habituellement ceux de la face, mais pouvant aussi en affecter d'autres, ceux du cou, du tronc, des membres ; c'est encore la tendance à répéter toujours le même mot, la même exclamation et, même, l'individu profère à haute voix des mots qu'il voudrait bien retenir ». Cette formule très générale méritait d'être rappelée, car elle englobe tous les faits cliniques, des plus simples (tic unique), aux plus complexes (tics convulsifs généralisés avec écholalie et coprolalie, c'est-à-dire ce que l'on désigne communément aujourd'hui sous le nom de maladie de Gilles de la Tourette) ; mais elle a le défaut de ne donner qu'une idée vague, incomplète et surtout insuffisamment précise du trouble qu'elle se propose de définir.

Aussi, le mot tic, tantôt employé avec une compréhension exagérée, tantôt abandonné, a subi successivement les fortunes les plus diverses, et il était réservé à Brissaud, Pitres, Meige et Feindel, d'apporter enfin, grâce à leur sagacité d'observateurs et de critiques, la lumière dans cette question compliquée, de donner un sens précis aux mots et de leur attribuer un domaine nettement délimité, tous résultats qui, bien loin de présenter un intérêt d'ordre purement spéculatif, ont permis, en outre, de concevoir une thérapeutique rationnelle et féconde en succès.

C'est pour cette raison (et aussi parce que les traités classiques ne donnent guère de renseignements sur cette question mal connue) que nous ne pouvons complètement passer sous silence les différents points de psycho-physiologie pathologique relatifs au tic.

Pour les auteurs que nous avons cités, cette affection consiste dans un *trouble portant à la fois sur le système moteur et sur l'état mental*, la présence simultanée de ces deux éléments étant absolument indispensable pour l'individualisation nosologique.

Le premier consiste dans une *anomalie par excès de la contraction musculaire*, et, selon qu'elle porte sur la durée ou sur la vitesse de répétition de celle-ci, il s'agit d'un *tic tonique*, caractérisé par une attitude vicieuse (*torticolis, trismus mental*), ou de *tic clonique* représenté par des gestes brusques, saccadés ; dans les deux cas, d'ailleurs, le trouble ne porte jamais sur quelques fibrilles et, rarement, sur des muscles isolés, mais toujours sur des groupes musculaires formant un système affecté à la prise d'une attitude ou à l'accomplissement d'un geste défini, adapté à un but déterminé : la contraction qui caractérise le tic est, par suite, la reproduction, *tout au plus légèrement caricaturesque*, d'un geste ou d'une attitude normale ; ce qui est absurde ce ne sont donc pas ses caractères propres, mais c'est seulement sa production, puisque aucune cause ne la sollicite.

Ces caractères sont déjà fort importants en eux-mêmes pour différencier le tic des autres troubles plus ou moins analogues de la contraction musculaire, mais de plus haute valeur encore sont les troubles psychiques, qui l'accompagnent et le commandent [1], et dont l'existence ressort nettement des considérations suivantes :

1° Tout d'abord il est relativement facile de se rendre compte que le malade a conscience de son

1. D'une façon générale tous les troubles (dont le tic fait partie), qui sont caractérisés par un excès de la contraction musculaire, constituent les *convulsions;* et celles-ci se démembrent en une série de catégories sur les limites et les caractères différentiels desquels il est utile de s'entendre. — Rappelons d'abord les caractères spéciaux du *tic:* ses mouvements sont systématisés, modifiables par la volonté, l'attention et le sommeil, et leur exécution est précédée d'un sentiment de besoin et suivie d'une impression de satisfaction. Les *mouvements choréiques vrais* ne présentent aucun de ces caractères ; quant à ceux de la *chorée hystérique*, ils n'ont de commun que la forme objective, et, en outre, « le malade fait ses mouvements devant le public, tandis que le

tic avant et après son exécution, mais nullement pendant.

2° Le malade lui-même affirme son impuissance à l'empêcher de se produire. « Il y a deux hommes en lui, le tiqueur et le non-tiqueur. Le premier est fils du deuxième, c'est un enfant terrible qui cause de grands soucis à son père ; celui-ci devrait sévir, mais, le plus souvent, il n'y parvient pas et reste esclave des caprices de sa progéniture[1] ». Cette image due à un malade fort intelligent, tiqueur invétéré, observé par Meige et Feindel, donne l'exacte mesure de l'état mental de ses pareils.

3° C'est sous l'empire d'une sorte de besoin impérieux, analogue à ceux qui caractérisent nos fonctions organiques, que se produit le trouble moteur et, si le malade peut résister aux uns comme aux autres, ce n'est que pour un temps limité et au prix d'une profonde angoisse. Si, au contraire, il cède à ce besoin, dans les deux cas, il éprouve une réelle satisfaction qui, malheureusement, pour le tiqueur

---

tiqueur les fait dans la coulisse ». — Les *crampes professionnelles* ont le caractère spécial très net de « se produire à l'occasion de la mise en jeu de la fonction et de la profession et uniquement à cette occasion ».

Enfin les *spasmes* sont des mouvements convulsifs brusques, rappelant la secousse produite par une décharge électrique, ils sont incoordonnés, et ne sont modifiés ni par l'attention, ni par la volonté. ni par le sommeil, ils ne sont accompagnés ni de sensations de besoin, ni de satisfaction après; enfin, toujours ils relèvent d'une irritation *pathologique* d'un point quelconque de l'arc réflexe spinal ou cérébro-bulbo-spinal. Ce dernier carac-tère distingue la *contracture* du tic tonique.

1. *In* Meige et Feindel, *les Tics et leur traitement.*

est de courte durée, de telle sorte que le trouble moteur se répète avec une anormale fréquence.

4° Le malade essaie souvent néanmoins de se débarrasser de son geste, de corriger son attitude absurde, et, pour cela, il s'aide de stratagèmes d'une complexité et d'une ingéniosité exagérés, à moins qu'ils ne soient, au contraire, absolument puérils et tels, que, d'emblée, l'illogisme du malade saute aux yeux de l'observateur le moins prévenu et le plus superficiel; mais, jamais ils ne songent un seul moment qu'un simple acte de volonté pourrait plus sûrement et plus facilement amener le résultat désiré ; l'un, par exemple, se croit obligé d'inventer une véritable machine pour retenir en avant sa tête qu'un tic le force à reporter constamment en arrière, tandis qu'un autre, qui est incapable de redresser, en faisant agir les muscles antagonistes, son cou entraîné d'un côté par la contraction involontaire des rotateurs, parvient à ce résultat avec le simple concours d'un doigt ou, tout au plus, de la main. D'ailleurs, dans tous les cas, tous ces « trucs », « paraties », « gestes antagonistes », deviennent rapidement insuffisants et, trop souvent même, ils servent de point de départ à de nouveaux tics.

5° Enfin il n'est pas sans bizarrerie de rapprocher de ces difficultés rencontrées, pour réfréner le tic, ce fait que, si l'attention est fortement fixée par une circonstance quelconque, il ne se produit pas, quitte, d'ailleurs, à reparaître de plus belle ensuite comme si le malade voulait rattraper le temps perdu[1].

6° De toute cette revue des caractères objectifs du tic, nous pouvons donc conclure *qu'il se rapproche fortement des obsessions et impulsions*, que l'on a, d'ailleurs, pour cette raison, appelé parfois, mais à tort[2], tics mentaux. L'analyse complète des circonstances dans lesquelles le tic s'installe, permet de confirmer ce rapprochement et de mettre mieux encore en lumière *l'existence d'un trouble mental comme facteur essentiel*. En effet, il est facile de se rendre compte que ce geste, cette attitude, qui se reproduit actuellement hors de propos, a eu, à un moment donné, sa raison d'être : le tic de clignement a débuté, par exemple, souvent lors d'une conjonctivite, le tic de reniflement lors d'un coryza, le tic de grattage lors d'une éruption cutanée...; d'autres fois, c'est une idée pure que l'on retrouve à l'origine : un malade a eu l'esprit frappé par la perception de craquements dans une de ses articulations, et il s'est habitué ensuite, par

---

1. C'est ce caractère qui distingue les tics des *stéréotypies* ; celles-ci, en outre, ne s'accompagnent d'aucune sensation de besoin impérieux.

2. En effet, le tic est fonction à la fois de troubles moteurs et de troubles psychiques, l'obsession n'est caractérisée que par les seconds, pourquoi, dès lors, confondre les deux mots au lieu de laisser à chacun son sens précis, si indispensable pour le classement des faits ? — Enfin le mot tic mental est employé couramment pour désigner les cas où le tic a pour point de départ une idée, telle est la signification des mots *torticolis mental, trismus mental* que l'on oppose aux torticolis, trismus dus à une lésion organique.

des mouvements volontaires, à rechercher s'ils
persistaient ou non, puis, rapidement, ce mouvement est arrivé à se reproduire sans que, jamais
plus, l'idée première ne revienne à l'esprit; un
autre malade a sans cesse à la pensée l'image d'un
geste, d'une grimace effectués par une autre personne (souvent un tiqueur), il se trouve aussitôt
obsédé par le besoin pathologique de l'imiter, il y
parvient, en est satisfait, il recommence de plus
en plus souvent, puis il arrive, par la suite, à le
faire sans que la préoccupation initiale se repro-
duise; enfin il arrive parfois que le point de départ
d'un tic soit un mouvement volontaire destiné
primitivement à en réfréner ou en masquer un
autre[1].

Le tic est donc un acte qui, primitivement volontaire et conscient, est devenu automatique du
fait de la répétition, et ce, non pas à la façon des
actes normaux, mais d'une manière exagérée, tout
contrôle arrivant à échapper à l'écorce.

Or c'est justement ce contrôle qui constitue *la
volonté*. On peut donc dire, et tous les caractères
que nous avons énumérés plaident dans ce sens,
que *la caractéristique de l'état mental du tiqueur,
c'est l'insuffisance de cette faculté.*

Dans certains cas, cependant, on a affaire à des

---

1. Dans toutes ces circonstances, à l'origine du tic on trouve
une obsession, il y a là une nouvelle raison de parler de la parenté
de ces deux ordres de troubles et aussi de ne pas les confondre

individus dont toute la vie semble infirmer une telle opinion, mais, si on étudie attentivement le fond de leur caractère, on se rend facilement compte qu'il est constitué surtout par des tendances à l'impulsion, à l'enthousiasme et que, par contre, il y manque fortement la persévérance, l'esprit de suite, que ces gens sont vite découragés par un insuccès, qu'ils abandonnent rapidement une idée si elle demande une attention prolongée... Il faut enfin rapprocher de ces tares toute une série d'autres qui les accompagnent toujours à un degré quelconque : ce sont une émotivité et une affectivité exagérées, des phobies, des manies diverses, une grande instabilité d'humeur, de l'inégalité de caractère...

Or, il est intéressant de remarquer que tous ces attributs sont la base même de la mentalité normale dans les premières années de la vie, ainsi s'explique l'idée de Meige et Feindel de synthétiser l'état psychique des tiqueurs sous le nom d'*infantilisme mental*.

Cette conception est encore appuyée par cette constatation que, toujours, chez le tiqueur, chez cet individu qui « présente l'état mental d'un âge inférieur à celui qu'il a en réalité », il faut rendre responsable de ses tares un vice d'éducation première : presque toujours des parents trop faibles lui ont laissé prendre de mauvaises habitudes, ont toléré chez lui des gestes et des attitudes vicieuses sans chercher jamais à les lui faire rectifier[1]; il n'a donc pas pu prendre l'habitude de contrôler ses actes, de les mesurer et de les proportionner à leur but, de refréner ce qu'ils peuvent avoir de déplacé et d'exubérant; cette constatation est fort importante pour légitimer la conception de l'application de méthodes de rééducation dans la cure rationnelle des tics.

Tout ce qui précède n'est, d'autre part, nullement en désaccord avec le rapprochement que le lecteur n'a probablement pas manqué de faire, en lisant ce qui précède, entre le tic et les troubles d'ordre psychasthénique, tels que nous les avons analysés; d'ailleurs, nous avons vu que la plus typique des manifestations de ces états, l'hystérie, peut donner naissance à des mouvements anormaux systématisés. Il semblerait donc que, logiquement, le traitement d'affections aussi voisines aurait dû être fait dans la même partie de ce travail.

Mais l'usage courant est de faire rentrer le tic dans les applications de la rééducation motrice, force nous est donc de nous incliner devant lui.

D'ailleurs cela semble, à la rigueur, pouvoir se justifier jusqu'à un certain point : en raison de leurs caractères objectifs les plus saillants les tics semblent,

---

1. Il arrive même que les parents redoutent d'aggraver le mal en attirant sur lui l'attention de l'enfant, alors que c'est précisément l'inverse qui serait la vérité. — Il ne faudrait cependant pas user d'une sévérité exagérée, il faut simplement de la persévérance et de la fermeté : trop de rigueur (surtout si elle était incohérente et irrégulière) risquerait d'énerver l'enfant sans le guérir.

en effet, devoir rentrer dans les troubles de la motilité et d'autre part, comme nous le verrons, l'emploi presque exclusif de moyens d'ordre physique dans le traitement plaiderait dans le même sens. — Nous avons, d'ailleurs, déjà eu soin de mettre en garde contre ce qu'il y a d'artificiel et de faux dans la classification courante et ce n'est pas la dernière fois que nous aurons l'occasion de le constater d'une façon flagrante.

Quoi qu'il en soit enfin, il résulte de tout ce qui précède que *toute thérapeutique dirigée exclusivement contre les troubles moteurs du tic, telles que les pratiques d'immobilisation au moyen d'appareils orthopédiques spéciaux, est d'avance frappée d'une manière presque certaine de stérilité* et, en supposant que, par exception, les résultats soient favorables, la récidive, sous une forme quelconque, serait fatale, puisque la tare mentale qui a permis au tic de s'installer n'aurait pas été corrigée. Un reproche de même ordre pourrait, d'après ce que nous avons déjà vu, s'adresser aux pratiques diverses de suggestion dont l'emploi a parfois été proposé.

Il en serait de même enfin, d'une façon générale, de toute méthode qui ne répondrait pas à *l'indication formelle de réveiller, de développer et, en quelque sorte, d'hypertrophier le pouvoir inhibiteur et régulateur de l'écorce.* Comme le dit Brissaud, il faut, par un entraînement méthodique, amener le sujet non seulement à perdre une mauvaise habitude, mais encore à prendre celle d'en éviter et d'en corriger d'autres.

II. — TECHNIQUE DE LA RÉÉDUCATION
DANS LE TRAITEMENT DES TICS

D'une manière générale, toute pratique capable de fixer l'attention, de développer les forces volontaires et de contrôle, d'équilibrer les actes et de les proportionner à leur but, est susceptible dedonner les résultats que nous venons de requérir.

C'est ainsi que Trousseau conseillait de faire exécuter aux muscles affectés de convulsions des *mouvements commandés*, et ce, *d'une façon régulière, en suivant une mesure que donne, par exemple, le mouvement d'un métronome ou le balancier d'une horloge.*

Brissaud a repris cette pratique et l'a utilement complétée en lui adjoignant des exercices d'immobilité complète de plus en plus longue durée : les deux parties combinées de *mouvements d'immobilisation* et *d'immobilisation des mouvements* se prêtent alors un concours absolu et nécessaire, tandis que chacune d'elles, prise en particulier, serait presque certainement insuffisante.

Pitres (de Bordeaux) arrive au même but par des moyens en apparence complètement différents : tous ses efforts portent sur la *discipline du jeu de la respiration.* Cette manière de procéder repose sur ce fait d'observation que le tic s'atténue considérablement et même disparaît quand le rythme respiratoire devient profond et régulier : il y a, d'ailleurs, dans les exercices de gymnastique portant sur cette fonction, un mode d'entraînement de la volonté et de l'attention tel que les fakirs, lors de l'éducation spéciale qu'ils s'imposent pour arriver à dominer complètement le jeu de leurs fonctions organiques, lui attachent une importance de premier ordre[1].

Ces principes généraux posés, voici la manière dont on procède dans la cure de rééducation des tics :

1. *Méthode de Pitres.* — Pour arriver à la discipline des mouvements respiratoires, qui est le but et la base de cette méthode, on fait placer le sujet droit contre le mur, les talons joints et on lui commande de réciter, à haute voix, pendant deux ou trois minutes, une fable quelconque, en s'arrêtant tous les deux ou trois vers pour faire une inspiration profonde suivie d'une expiration lente ; ensuite on lui fait faire pendant quelques minutes des mouve-

1. Dans son *Étude physiologique sur les Fakirs* (Paris, 1904), M. Rouchin déclare que : « Lorsqu'on a cherché, dans l'Inde, des exercices préparatoires destinés à des hommes encore incapables de l'effort d'un entraînement mental ou psychique direct, on a trouvé en premier lieu ce contrôle de la respiration. Au lieu de tranquilliser le *Manas* pour tranquilliser la respiration, on a cherché à contrôler la respiration pour arriver ensuite au contrôle de l'activité mentale ». Voici donc comment procède le disciple : « Il remplit d'air ses poumons, puis retient, aussi longtemps qu'il est possible, sa respiration, en prononçant mentalement *om*, ensuite il laisse sortir l'air par les narines jusqu'au vide complet des poumons, demeurant ainsi le plus longtemps possible, prononçant mentalement le mot sacré, puis, toujours lentement, il reprend haleine et continue cet exercice. »

ments d'inspiration et d'expiration accompagnés de
mouvements des bras.

Les premières séances sont courtes et renouvelées
toutes les trois heures, puis elles deviennent plus
longues (douze à quinze minutes), mais plus espa-
cées et, enfin, on diminue progressivement la durée,
puis le nombre des séances, mais de façon à arriver
à ne les supprimer que longtemps après que le tic
aura disparu.

II. *Méthode de Brissaud.* — *L'immobilisation des
mouvements* consiste à faire garder au tiqueur l'immobilité absolue, « photographique », pendant un
temps aussi long que possible et progressivement
accru (une, puis plusieurs secondes..., puis cinq et
même six minutes, mais en ayant soin de ne jamais
arriver à produire de sensation de fatigue). Il est
utile que le malade soit toujours averti au préalable
de la durée de l'effort qu'on lui demande, de façon
à ce qu'il y apporte le concours de sa volonté, qu'il
s'intéresse à son traitement et qu'il soit à même
de suivre les progrès de la cure.

Au début l'attitude imposée sera celle dans laquelle
le tic se produit le moins facilement, par exemple
la position horizontale (position qui, pour certains
auteurs, serait éminemment propre à la psychothérapie), ou bien, simplement, assis, la tête appuyée
contre un support ou soutenue par une main...; puis,
quand de notables progrès auront été obtenus, l'immobilisation des parties atteintes devra être conservée pendant que d'autres parties du corps seront en

mouvement : par exemple pendant que les membres inférieurs exécuteront, au *commandement*, des mouvements simples de flexion et d'extension, puis pendant la marche..., autrement dit, la force de contrôle, obtenue d'abord dans des conditions spéciales et quelque peu artificielles, devra ensuite être exercée dans des circonstances où les efforts volontaires et conscients seront en partie détournés d'un autre côté et, enfin, dans les conditions de la vie ordinaire avec les multiples préoccupations simultanées qu'elle comporte.

Les mouvements d'immobilisation consistent dans l'exécution par les muscles de la région atteinte de mouvements faits avec lenteur, régularité, correction et au commandement (par exemple pour un tic de clignement on fera ouvrir et fermer l'œil, fermer un œil, puis l'autre, etc. ; pour un tic des lèvres ; ouvrir, fermer la bouche, faire une lecture lente, scandée).

Telles sont les grandes lignes de la méthode, mais les exercices peuvent et doivent être variés à l'infini de manière à s'adapter à chaque cas particulier et, en outre, à ne jamais fatiguer l'attention et la bonne volonté du sujet.

Voici, en outre, deux pratiques dérivées des précédentes que recommandent particulièrement Meige et Feindel : la première consiste à analyser devant le malade le tic dont il est atteint et à lui apprendre à reproduire volontairement les mouvements élémentaires dont il se compose : *le jour où il est capable d'imiter à volonté son tic, le tiqueur est aussi capable de l'enrayer volontairement.*

La deuxième repose sur l'observation suivante : « Un sujet présente des mouvements anormaux dans le bras droit, si on fait agir celui-ci seul, le geste intempestif se produit. Si on fait agir, en même temps, et en *miroir*[1], le bras gauche, les deux mouvements se font correctement. Les *actes moteurs normaux du membre sain exercent donc une influence correctrice sur les actes moteurs anormaux du membre malade.* » Dans ces conditions, il est donc logique et admissible, quand il s'agit d'un tic des membres, surtout quand celui-ci atteint le côté droit, d'employer la *gymnastique dite en miroir.*

Nombre et durée des séances. — Un point important de la pratique des méthodes de rééducation motrice, comme d'ailleurs, de toute méthode d'entraînement, quelle qu'elle soit, étant d'éviter absolument de produire la fatigue, *les séances devront être courtes :* au début il sera bon de ne pas

1. « On sait que, sous le nom d'écriture en miroir, on désigne communément un mode d'écriture qui, regardée par réflexion dans un miroir, ou par transparence sur le verso de la page écrite, reproduit exactement l'écriture ordinaire. » « L'écriture en miroir de la main gauche serait l'écriture naturelle de cette main. » « La grande facilité qu'a la main gauche de reproduire en miroir les mouvements de la main droite, ou inversement, s'explique par la disposition symétrique des muscles par rapport à l'axe du corps. L'expérience démontre, en outre, que, physiologiquement, la contraction simultanée de deux muscles symétriques est toujours plus facile à réaliser que la contraction de deux muscles non symétriques. » (M. et F.). Tels sont les principes des mouvements en miroir.

les prolonger plus de 5 minutes et, plus tard le maximum de durée qu'elles devront atteindre sera d'une demi-heure.

C'est à leur nombre que l'on demandera de compenser leur faible durée : on en fera donc faire trois, quatre, cinq par jour; une au moins d'entre elles devra être dirigée par le médecin et les autres seront accomplies, *à heure fixe*, par le malade, sans cette aide et avec le concours de ses parents s'il s'agit d'un enfant, sous le contrôle d'une glace, s'il s'agit d'un adulte.

Dans chacune des séances, les deux ordres d'exercice seront alternés et séparés par une période de repos.

Enfin, quand la guérison sera obtenue, il faudra encore continuer, pendant des mois, à maintenir en état de vigilance les facultés de contrôle des actes moteurs au moyen de courtes séances quotidiennes d'exercices effectués seul.

Adjuvants des méthodes précédentes. — Les méthodes que nous venons de décrire peuvent être rendues plus rapidement et plus complètement efficaces par l'emploi de certaines pratiques adjuvantes de valeur d'ailleurs fort différente, ce sont :

1° *Suppression des causes capables, à un degré quelconque, de permettre à un tic de s'invétérer et de se produire :* tel est, par exemple, le port d'une coiffure lourde et instable, de cols carcans rigides, etc. P. Marie conseille, en outre, « *d'habiller mou* ces malades et d'apporter une grande attention au mode d'attache des vêtements ». Ces dernières considérations nous semblent discutables, car le malade doit arriver à vivre la vie de tous, à s'habiller selon les exigences des modes et c'est tout au plus, s'il y a lieu, d'une façon provisoire, pour faciliter les débuts de la cure, d'imposer au malade des modifications à ses habitudes extérieures. Le seul cas où il y ait lieu de se montrer irréductible est celui où on est en présence de ces stratagèmes spéciaux, de ces « paratics » que le tiqueur imagine pour suppléer à l'insuffisance de sa volonté : leur suppression doit constituer le premier temps de la cure rééducatrice.

Plus importante est la suppression des petites causes pathologiques dont la gravité, infime en elle-même, est exagérée du fait des troubles qu'elles causent indirectement : Lannois cite, par exemple un cas où la simple ablation d'un polype du nez, que le malade ne pouvait s'empêcher de regarder, suffit pour amener une amélioration considérable d'un torticolis mental.

2° *Adjuvants d'ordre physique*. — Dans les cas graves (maladie de Gilles de la Tourette) l'*isolement* et le *repos au lit*, tels que nous les avons étudiés à propos de la rééducation psychique proprement dite, sont indispensables, mais, le plus souvent, on peut s'en passer et il suffit d'éloigner, pendant la seule durée des exercices, le malade de toutes les influences extérieures qui pourraient détourner son attention déjà trop facile à disperser.

Il est bon toutefois que le tiqueur en traitement

se ménage de longues périodes de repos : il se couchera donc de bonne heure et se lèvera tard, et, en outre, il prendra, au début, quelques heures de repos dans la journée; tous ces détails, relatifs au genre de vie, devront d'ailleurs, comme nous le verrons, être réglés avec une précision et une régularité minutieuse.

Enfin, on ne saurait trop encourager la pratique des exercices (escrime, tennis) qui demandent beaucoup d'attention, d'adresse et de décision; d'ailleurs il est à remarquer que pendant le temps que le malade s'y livre les troubles moteurs du tic cessent habituellement de se montrer, en dehors même de tout traitement.

3° *Pratiques psychothérapiques adjuvantes de la rééducation motrice directe.* — *a)* Nous avons vu combien il est inutile et fallacieux de compter sur la suggestion pour guérir les tics et combien il est préférable et plus efficace de s'adresser à la raison; il s'en suit que le malade doit absolument être mis au courant des principes directeurs de la méthode, et qu'il ne doit pas l'employer en la considérant comme douée de quelque propriété mystérieuse, mais en étant convaincu de toute sa valeur rationnelle : cela est indispensable si on veut que, comme nous l'avons déjà dit pour la cure de l'ataxie, le malade soit le plus sûr auxiliaire de son médecin.

Dans le même but, on s'attachera à l'intéresser à la marche du traitement : Brissaud, Meige et Feindel ont, par exemple, coutume de lui faire tenir une sorte de registre où il consigne, au jour le jour, les progrès de la cure. Chez l'enfant, ce moyen est remplacé par des récompenses ou des punitions légères.

b) Puisque le concours constant du malade est nécessaire, il faut soutenir son intérêt et éviter de lasser son attention et sa bonne volonté; on modifiera donc fréquemment les exercices, sinon ils finiraient par être accomplis d'une manière purement automatique.

c) Comme le font remarquer les auteurs précités, il faut se rappeler que le désordre mental du tiqueur ne se traduit pas seulement par des gestes désordonnés, mais apparaît encore dans la manière de vivre qui est essentiellement irrégulière, précipitée, sans mesure et sans méthode. Il est donc extrêmement utile de discipliner le genre de vie du malade, d'y apporter les mêmes changements que dans les troubles moteurs. On s'attachera donc à supprimer toutes ses mauvaises habitudes, quelles qu'elles soient, et surtout, à lui *donner des habitudes d'agir aux moments opportuns, à ceux-ci seulement et aussi longtemps qu'il est nécessaire.* Or le moyen le plus simple d'obtenir ce résultat, c'est « d'imposer aux malades un programme de vie journalier, fixé heure par heure et qu'ils doivent exécuter ponctuellement »: ce programme doit d'ailleurs, au début, en raison de l'instabilité d'esprit des tiqueurs, comporter une grande diversité d'occupations de courte durée. Plus tard on se rapprochera progressivement et lentement des conditions de vie ordinaires.

d) Enfin, comme le conseillent encore les mêmes auteurs, aux travaux desquels il semble que l'on ne puisse rien ajouter, on ne saurait trop recommander au malade de s'appliquer à décrire complétement et méthodiquement chaque jour les exercices nouveaux qu'il a à exécuter : il y a là, en effet, un précieux moyen de les forcer à en analyser les détails et à appliquer leur attention le plus vivement possible[1] lors de leur accomplissement.

Des méthodes analogues pourraient être utilisées dans le *traitement des crampes fonctionnelles* (crampe des écrivains, des pianistes, des violonistes...) où, outre l'élément moteur anormal, il faut compter avec un état d'âme anxieux qui aggrave et perpétue les accidents; ces cas relèvent donc, au premier chef, de la cure de rééducation psychique, combinée avec des exercices méthodiques spéciaux des muscles dont le fonctionnement est troublé (dans ce cas on ne saurait trop engager le thérapeute à utiliser les mouvements en miroir dont nous avons vu le rôle correcteur important).

---

1. Nous avons trouvé des recommandations analogues dans les méthodes psychothérapiques étudiées dans la première partie de ce travail.

CHAPITRE V

RÉÉDUCATION DANS LES TROUBLES DU LANGAGE

On sait que le langage présente trois grandes variétés : *la mimique, la parole* et *l'écriture*, dont chacune peut être troublée séparément.

Pour ce qui est de la première, quand elle est détruite, c'est ordinairement du fait de lésions organiques graves (paralysie faciale, paralysie labio-glosso-laryngée, myopathies...), ce qui explique que la rééducation ne puisse guère prétendre la rétablir ; quant à ses perversions, nous nous en sommes occupés à propos des tics.

Les altérations de *l'écriture* relèvent d'une des trois circonstances suivantes :

a) Ou bien les muscles qu'elle met en jeu sont paralysés et nous avons étudié déjà la manière générale de combattre les accidents de cet ordre ;

b) Ou bien la faculté de coordonner, de contrôler les mouvements nécessaires a disparu : il s'agit alors de l'ataxie ou d'un spasme intermittent, c'est-à-dire de deux circonstances qui ont également été déjà envisagées ;

c) Enfin, la mémoire des images motrices de l'écriture peut avoir été détruite, il est alors rare qu'il n'y ait pas parallèlement, à un degré quelconque, perversion d'une des autres formes du langage et il est classique de faire rentrer cette *agraphie* dans le syndrome général désigné sous le nom d'*aphasie*.

Pour ce qui est des troubles du *langage articulé*, deux cas se présentent : ou bien la parole est impossible, ou bien elle est simplement troublée dans sa perfection.

a) Le premier de ces cas peut lui-même se subdiviser en deux autres : ou bien la parole a existé antérieurement et on a affaire à l'*aphasie proprement dite*, ou bien elle n'a jamais existé et il s'agit de la *mutité* (celle-ci se montre, le plus souvent chez des individus atteints d'autre part de surdité, c'est alors la *surdi-mutité*, ou bien elle se rencontre au nombre des tares multiples des idiots, cas spécial qui sera étudié ultérieurement);

b) Dans le deuxième cas, il s'agit soit de certaines perversions spéciales rentrant dans la catégorie des tics, soit de ces troubles complexes de l'articulation qui constituent le bégaiement et ses variétés (blésement, chuintement...).

Nous avons donc, en définitive, à étudier successivement ici :

    I. La rééducation dans l'aphasie ;

    II. La rééducation dans la surdi-mutité;

    III. La rééducation dans le bégaiement;

IV. La rééducation dans les troubles de la prononciation, autres que le bégaiement.

1. — RÉÉDUCATION DANS L'APHASIE

L'aphasie présente deux grandes variétés :

a) L'une, purement fonctionnelle, a des caractères spéciaux qui permettent d'en reconnaître facilement la nature entièrement mentale : elle est irrégulière, intermittente, et enfin, la faculté d'articulation est si peu atteinte que le malade, alors qu'il ne peut s'exprimer dans sa langue maternelle, est capable, s'il connaît une langue étrangère, de s'en servir correctement. Elle relève donc de la rééducation psychique ;

b) L'autre est due à une lésion plus ou moins profonde, plus ou moins grave du système nerveux, portant tantôt sur le neurone périphérique de la phonation, tantôt sur les centres supérieurs encéphaliques qui le commandent.

Le premier de ces cas est rare et, d'ailleurs, toujours très grave et même rapidement fatal, car il s'agit d'un trouble bulbaire, la rééducation n'a, par suite, pas à s'en occuper.

Le second seul rentre donc, en définitive, dans notre étude ; la perte du langage articulé qui le caractérise essentiellement y fait, d'ailleurs, partie d'un syndrome complexe où, en outre de la perte plus ou moins complète des facultés de transmission, c'est-à-dire de celles dont l'intégrité est indispensable pour se faire comprendre, peuvent se rencontrer, dans des proportions variables, des troubles portant sur les facultés de perception, c'est-à-dire sur celles dont le fonctionnement intégral est utilisé pour comprendre les autres ; autrement dit, la perte des différentes images auditives (*surdité verbale*), visuelles (*cécité verbale*), et articulaires motrices (*aphasie* et *agraphie*) des mots peuvent se combiner entre elles des manières les plus variées et donner naissance à une série de modalités cliniques différentes. De toutes celles-ci, la plus fréquente est celle où l'aphasie est complète, sensitivo-motrice.

Quelle que soit, d'ailleurs, la variété d'aphasie ainsi comprise à laquelle on ait affaire, la cure de rééducation agira d'une des deux manières suivantes :

a) En secouant la torpeur de centres sidérés et en réveillant, en somme, simplement des fonctions endormies : cette hypothèse est rendue vraisemblable par la constatation de ce fait relativement fréquent que certains aphasiques retrouvent momentanément des expressions en apparence oubliées, telles que jurons, interjections, apostrophes diverses..., lors de violentes émotions, de colères, par exemple ; ou bien encore qu'ils sont capables de répéter correctement, sur le moment, les mots que l'on prononce devant eux, mais incapables de les redire ensuite spontanément ;

b) A défaut du mécanisme précédent, la rééducation pourrait encore avoir pour effet de faire l'éducation fonctionnelle d'une autre partie de l'encéphale appelée à suppléer celle qui a été détruite ; en particulier, la troisième circonvolution frontale gauche ayant été profondément altérée, pourquoi la circonvolution symétrique droite ne pourrait-elle pas arriver à la suppléer d'une manière active ? Lorsqu'un individu est privé de son bras droit par un traumatisme quelconque ne demande-t-il pas à son bras gauche de s'adapter à l'exécution d'actes nécessitant de l'agilité et de l'adresse, auxquelles il n'était nullement entraîné et les circonvolutions du côté correspondant ne sont-elles pas obligées de faire un apprentissage spécial pour commander à ces fonctions nouvelles pour elles ?

C'est, sans doute, en outre du degré variable de conservation de l'intelligence, dans cette différence du mécanisme qu'il faut chercher l'explication de la variabilité dans la perfection et la rapidité des résultats obtenus dans le traitement de l'aphasie.

Technique. — Les méthodes employées dans la rééducation des aphasiques ne diffèrent nullement de celles qui président chez l'enfant à l'éducation primitive de la fonction du langage articulé (qui constitue le type des fonctions apprises) : elle consiste dans l'entraînement méthodique à reproduire les articulations des sons qu'une autre personne émet lentement en face du sujet, à enregistrer les impressions acquises de la sorte par l'intermédiaire du sens de la vue, de l'audition et du sens musculaire, à les grouper et en faire un tout qui, de plus en plus profondément gravé dans le cerveau, pourra être reproduit, par la suite, au prix d'efforts de moins en moins considérables. Nous nous sommes suffisamment étendus par ailleurs sur cette question pour ne pas avoir à y revenir ici.

Dans le cas où il s'agira surtout de la perte d'une seule des fonctions de perception, le travail sera plus facile et le sujet sera capable de refaire seul son éducation : « Est-il, par exemple, atteint de surdité verbale, il peut employer un des deux moyens suivants : ou bien il articule les mots qu'il entend, mais dont il ne saisit pas le sens et, grâce à ces mouvements, il finit par les comprendre (le centre moteur articulaire vient au secours du centre auditif), ou bien il écrit le mot qu'il entend pour en saisir le sens (le centre moteur articulaire graphique vient au secours du centre auditif[1]). »

II. — RÉÉDUCATION DANS LA SURDI-MUTITÉ[2]

Bases et principes de la méthode. — Hors le cas où les centres supérieurs encéphaliques sont le siège d'un arrêt de développement comme chez l'idiot, la mutité ne se montre que lorsque l'ouïe fait défaut.

Cependant, si cette condition est nécessaire, elle

1. J. Charcot, in. *Man. de Médecine*; article : *Aphasie.*
2. Sur cette question consulter : Goguillot, *Comment on fait parler les sourds-muets*, Paris, 1889 ; — Séguin, *Rapports et Mémoires sur l'Éducation des Enfants normaux et anormaux* (in *Bibl. d'Éducation spéciale.*)

n'est pas suffisante et on rencontre dans la vie nombre de sourds qui sont capables de parler correctement, ou à peu de chose près; les différences ainsi observées tiennent au moment de la vie auquel la surdité se montre.

Si, à ce moment, les images motrices d'articulation des mots, acquises sous l'excitation et le contrôle de l'ouïe, sont suffisamment profondes et enracinées pour se passer désormais de son concours, la mutité ne se montre pas. — Si la surdité est, au contraire, congénitale, l'idée même de l'existence de ces images n'a pu être éveillée, et, par suite, la parole manque totalement. — Enfin, si l'ouïe a disparu à une époque relativement rapprochée de la naissance (avant la 6ᵉ année), les images enregistrées étaient trop superficielles; elles ont donc été rapidement oubliées, comme le serait une langue apprise d'une façon imparfaite et que l'on n'aurait jamais l'occasion d'entendre retentir à ses oreilles.

Quoi qu'il en soit, dans les deux cas indistinctement, les sujets se trouvent, du fait d'une infirmité, déjà fort gênante en elle-même, et avec des centres d'articulation normaux, mais laissés en quelque sorte en friche, hors d'état d'entrer en relations avec le reste de la société. Or ces tristes conditions ne pouvaient manquer d'attirer l'attention des savants et des philosophes et, grâce à leurs efforts, nous possédons aujourd'hui des moyens réellement efficaces de les améliorer.

De toutes les méthodes employées dans ce sens,

la plus célèbre est celle de l'Abbé de l'Epée, qui, comme on le sait, est basée sur *l'emploi de signes conventionnels dérivés des gestes;* c'est, d'ailleurs, la seule qui ait été utilisée dans les établissements spéciaux d'éducation destinés aux sourds-muets jusqu'en 1880.

Elle est cependant passible d'une série de reproches dont deux surtout sont à retenir : le premier est de porter fatalement le sujet à matérialiser tout ce qu'il peut concevoir et, par suite, de s'opposer presque absolument à l'acquisition de toute idée abstraite et, par conséquent, de ne procurer qu'un développement incomplet de l'intelligence. — Le deuxième est de ne permettre au muet d'entrer en relations qu'avec des individus ayant reçu une éducation spéciale, analogue à la sienne, c'est-à-dire de se trouver dans les mêmes conditions qu'un enfant « que l'on destinerait à vivre en France et auquel on aurait enseigné comme langue l'anglais ou le chinois ».

La *méthode actuelle*, renouvelée de plusieurs tentatives anciennes plus ou moins incomplètes ou gardées secrètes, ne présente aucun de ces inconvénients et permet au sourd-muet d'entrer en communication *réciproque* avec les « entendants » ; elle ne se propose, en effet, rien moins que de leur enseigner à parler comme tout le monde et à comprendre la parole par un mécanisme spécial.

Avant d'en étudier la technique, il y a lieu, selon le plan que nous avons suivi jusqu'ici à propos de chaque méthode de rééducation, d'en exposer les bases et la justification.

D'après ce que nous avons vu, chez le sujet normal, le problème qui se pose pour l'acquisition du langage articulé est d'imiter une série de mouvements destinés à produire un son déterminé : celui-ci est le but et ceux-là sont seulement le moyen. Aussi, quand on lui parle, arrive-t-il rapidement à négliger presque complètement les impressions visuelles fournies par les mouvements d'articulation et de phonation de son interlocuteur, au point d'être, en général, hors d'état de le comprendre, si on lui bouche les oreilles et empêche les sons de parvenir jusqu'à lui.

De même, quand il essaie de reproduire ces articulations, c'est à l'ouïe qu'il demande l'aide principale, s'efforçant, partie par imitation, partie par tâtonnements, de rendre un son identique à celui qu'il a perçu et dont il a fixé l'image ; quant aux impressions que lui fournit alors son sens musculaire, elles restent très loin dans le champ de la conscience.

Chez le sourd, au contraire, les choses se passent d'une façon diamétralement opposée : les articulations de son interlocuteur produisent sur lui *exclusivement des impressions visuelles* (les yeux fermés il cesse d'être en rapport avec lui). Dès lors, pour lui, l'enseignement de la parole se réduit, en réalité, à celui d'une pure mimique d'ordre particulier.

Or, pour ce qui est de l'intelligence de cette mimique, elle est, en somme, relativement facile à acquérir : on apprend bien à interpréter des gestes de convention très compliqués ! *Le sourd-muet peut donc être facilement mis à même de comprendre ce qu'on lui dit.*

Mais la réciproque est beaucoup plus complexe : en effet, il est facile au muet de reproduire, sous le contrôle de son sens musculaire, les mouvements d'articulation qu'il a constatés sur la physionomie et, en particulier, sur les lèvres de son interlocuteur ; cependant, à moins d'une attention particulière et d'un entraînement spécial (qui, nous l'avons dit, manque ordinairement), ce dernier est dans l'impossibilité absolue d'interpréter les mouvements ainsi produits puisque la sensation auditive correspondante, dont la perception est pour lui essentielle, fait défaut ou est rudimentaire.

C'est que le sourd-muet, en agissant ainsi, est bien arrivé à mettre en jeu tout ce qu'il faut pour modifier un son déterminé émis dans certaines conditions, mais la notion même de l'existence de ce son lui échappe, et il ne peut songer à l'émettre ou bien, s'il le fait fortuitement, c'est d'une manière tout à fait incorrecte et inintelligible. Les choses se passent donc comme si un organiste promenait ses doigts correctement et en mesure sur le clavier de son instrument sans que l'on en manœuvre les soufflets. On conçoit, d'après cela, que l'éducation doit porter sur deux points essentiels et intimement liés : d'abord l'émission des sons, puis leur articulation.

Technique. — Avant d'arriver à l'éducation proprement dite de la parole, telle que nous venons d'en indiquer les deux temps essentiels, il est indispensable, dans une sorte d'étude préparatoire, de s'attacher à perfectionner au suprême degré, la force d'attention ; et, en outre, à développer une activité compensatrice dans les sens qui doivent être utilisés pour l'acquisition des images de la parole (vue et toucher surtout) et pour le contrôle des résultats obtenus par l'imitation (ce rôle de suppléance à l'absence de l'ouïe est essentiellement dévolu au sens musculaire). Ces trois temps ne sont, d'ailleurs, qu'imparfaitement séparés et empiètent les uns sur les autres, comme nous le verrons ; mais il est essentiel pour le succès de procéder dans l'ordre schématiquement indiqué de la sorte.

Pour arriver au complexe résultat qui fait l'objet du premier temps, on utilise des exercices variés : on s'attache d'abord à faire reproduire par imitation une série d'actes gradués du plus évident au moins perceptible : c'est ainsi que, successivement, on fera fermer une porte, marcher..., en suivant exactement les gestes de détail du professeur et leur rythme, puis viendront des mouvements divers des doigts, du bras et, enfin, des exercices spéciaux, tels que ouverture et fermeture rythmique de la bouche, mouvements de la langue, gonflement des joues, etc. ; ces derniers sont particulièrement importants en raison de leur siège et ils doivent arriver à être exécutés avec perfection et d'une façon de plus en en plus rapide. — Il sera bon encore, pour faire l'éducation plus spéciale du tact, d'exercer le sujet à prendre connaissance par le palper de tous les caractères des objets, en s'aidant d'abord du contrôle de la vue, puis sans cet auxiliaire.

Après ce temps préparatoire, puéril en apparence et dont l'importance est, en réalité, de premier ordre, le sourd-muet, en possession d'une attention et de sens affinés, peut aborder l'éducation de la phonation proprement dite. D'ailleurs celle-ci, par ses exercices, contribuera encore à perfectionner, dans un sens immédiatement spécialement utilisable, les résultats d'ordre général déjà obtenus.

Le sujet doit alors, tout d'abord, *prendre une notion complète du jeu de la respiration* dans les diverses circonstances, ce dont il n'a aucune idée, puisque, chez lui, les mouvements du thorax, destinés uniquement à assurer la pénétration de l'air dans les alvéoles pulmonaires pour les besoins de l'hématose, sont forcément univoques et purement instinctifs. Ce sont le tact et le sens musculaire qui permettront d'acquérir ces notions. Pour cela l'élève applique la main sur la poitrine du professeur pendant que celui-ci, successivement, reste silencieux et respire simplement, puis émet différents sons, aigus ou graves..., il constate donc des mouvements plus ou moins amples, profonds, réguliers, ralentis ou accélérés, il perçoit la pré-

sence ou l'absence de vibrations... En outre, on lui
fait « sentir sur sa main l'effet produit par l'air
inspiré ou le souffle expiré... »

Une fois ces notions connues dans leur essence,
il faut arriver à les faire reproduire : l'élève commence par des mouvements simples et d'un contrôle facile, tels que profondes inspirations, expirations lentes..., souffler avec une force variable,
éteindre une bougie à des distances de plus en
plus grandes ; viendront ensuite des exercices plus
complexes, tels que respirer successivement par la
bouche et par le nez... Pour cela, il emploiera
des procédés de contrôle identiques à ceux d'acquisition, c'est-à-dire qu'il surveillera le jeu de son
thorax avec la main, qu'il cherchera à vérifier l'intensité de son souffle en s'en rapportant aux sensations produites sur le même organe.

Plus tard, quand il aura atteint la perfection dans
l'exécution de tous ces actes divers, et qu'il sera
parvenu à les accomplir automatiquement, avec le
minimum de participation consciente, il ne lui
restera plus qu'à apprendre à les coordoner : une
main sur la poitrine du maître, il suivra les mouvements du thorax de ce dernier et s'efforcera d'y
conformer les siens, dont il sera alors complètement maître ; l'œil fixé sur le visage de son éducateur, pour suivre les positions relatives de ses
différentes parties, il apprendra à émettre les
voyelles, puis à articuler les consonnes (dans les
deux cas, on commencera par ceux de ces sons qui

impriment à la physionomie le jeu le plus appréciable), viendront ensuite les syllabes, puis, enfin, les mots (ceux-ci étant, en même temps, rapportés aux objets correspondants), plus tard viendra la formation des phrases... [1].

Peu à peu cette coordination demandera une moindre participation de la conscience et, enfin, elle arrivera à se produire automatiquement : à ce moment le muet saura parler.

Pour ce qui est de l'intelligence de la parole des autres individus, l'éducation s'est trouvée faite parallèlement à celle de l'émission et de l'articulation et elle a même été obtenue bien avant que celle-ci soit arrivée à la perfection : *le sourd, pendant son éducation, a appris à lire la parole sur les lèvres de son interlocuteur.*

En définitive, le centre moteur d'articulation des mots aura eu pour éducateur un centre récepteur d'images motrices correspondantes, *l'idée des objets se trouvera donc abstraite sous forme d'images de mouvements*, ce qui, en somme, n'a rien de plus choquant pour la raison que son abstraction sous forme d'images sonores : *le sourd percevra, interprétera, pensera des mouvements au lieu de percevoir, interpréter, penser des sons comme les entendants.*

Par la suite, pour se rapprocher le plus possible

---

1. Nous ne saurions d'ailleurs donner ici, en raison des limites de ce travail, autre chose que les grandes lignes et les principes généraux de cette éducation spéciale.

de la perfection, il ne restera plus au sourd-muet qu'à apprendre à modifier ses tournures naturelles de phrases qui présentent toujours des tares absolument caractéristiques, sur lesquelles nous n'avons pas à nous étendre ici et qui, d'une façon générale, consistent « dans la tendance à exprimer les faits dans l'ordre où il les voit se produire et à exprimer successivement toutes les phases du même fait sans les grouper, comme nous le ferions, sous une appellation générique. Il analyse tout, tandis que l'entendant synthétise ». La perfection absolue du langage chez ce « visuel pur » ne pourra donc être obtenue que d'une façon exceptionnelle [1], mais elle pourra parvenir toujours à un degré suffisant pour permettre une vie sociale normale.

Méthode de l'abbé Rousselot. — L'abbé Rousselot, au cours de ses travaux de phonétique expérimentale, a été amené, fort indirectement, à concevoir toute une série de méthodes thérapeutiques destinées à combattre les troubles de l'ouïe et de la phonation et sur lesquelles nous aurons l'occasion de revenir tout au long à propos de la rééducation de l'ouïe.

Voici, en ce qui concerne le cas particulier, qui nous occupe en ce moment, les bases sur lesquelles elles reposent :

---

1. Il a toujours une tendance « à parler nègre » ; ainsi il dit souvent : « Moi, méchant, non » au lieu de : « Je ne suis pas méchant ». — « J'ai frotté le torchon avec le tableau », au lieu de : « J'ai frotté le tableau avec le torchon »...

2. Consulter : l'abbé Rousselot, *Phonétique et surdité*, Paris, 1903.

1° Il est d'observation banale que tous les muets ne sont pas complètement sourds et que, tandis que quelques-uns ne sont capables que d'entendre les bruits de forte intensité, d'autres perçoivent un certain nombre de sons simples, de syllabes et même de mots.

2° En étudiant la manière dont étaient entendus les sons de diapasons formant une série graduée de façon à donner toute l'échelle des tonalités, l'abbé Rousselot est arrivé à cette conclusion que *ce qui caractériserait ordinairement la surdité, se serait simplement la présence de lacunes plus ou moins considérables*, pouvant porter sur les sons les plus variés par rapport à leur situation dans le champ auditif : *ce qui manquerait au sourd, ce serait donc moins la puissance auditive que l'intelligence du son entendu.*

3° D'autre part, ayant essayé « de faire entendre à des Français du Centre une articulation à peu près généralement inconnue aujourd'hui, l'*l* mouillée, ses auditeurs qui ne parvenaient pas à la distinguer de *ly*, tant qu'ils ne savaient pas encore la prononcer, n'ont plus éprouvé aucune hésitation lorsqu'il leur eut appris à la reproduire, en leur montrant, à l'aide de son palais artificiel, la trace des mouvements articulaires à exécuter », il en concluait donc que, *pour faire entendre un son, le plus court est d'apprendre à l'émettre correctement.*

D'après cela l'éducation spéciale du sourd-muet devrait comprendre deux temps successifs : délimitation des parties non développées ou altérées de l'audition, puis entraînement de celles-ci au moyen d'exercices spéciaux basés sur le principe énoncé ci-dessus. Il est bon, en outre, de leur adjoindre des exercices élémentaires et progressivement gradués auxquels la série de diapasons du tonomètre se prête particulièrement ; c'est même cette partie qui constitue la véritable originalité de la méthode, car les autres exercices se retrouvent, à quelques variantes près, dans les procédés classiques dont nous avons parlé et on peut se demander si, en les employant, on n'améliore pas l'ouïe indirectement sans le savoir.

En procédant selon les principes que nous venons d'énoncer, l'abbé Rousselot est arrivé à rééduquer un jeune sourd-muet qui n'était capable de reconnaître que trente-cinq sons élémentaires sur 151 émis et reconnaissait l'*i*, l'*n* et l'*r*, mais confondait les autres articulations entre elles : au bout de 16 séances, il arrivait à lui faire comprendre toutes les voyelles et, en deux mois, à faire saisir suffisamment toutes les consonnes, ainsi que de petites phrases très simples. On ne manquera pas de remarquer l'anormale rapidité avec laquelle, dans ce cas, les résultats ont été obtenus.

La méthode dont nous nous occupons est donc éminemment intéressante à une série de points de vue, puisque, outre sa rapidité, elle a pour elle l'avantage inappréciable de faire parallèlement la rééducation de l'ouïe et de la parole et, par suite, de rapprocher aussi complètement que possible le sujet traité des conditions normales. Toutefois, il faut se garder de porter à son sujet des conclusions trop hâtives, car elle est encore à l'état d'enfance et n'a pu jusqu'ici être utilisée dans un nombre suffisant de cas, il y a donc lieu de poursuivre les recherches de ce côté sans abandonner les anciens procédés qui ont fait leurs preuves.

III. — RÉÉDUCATION DANS LE BÉGAIEMENT

I. *Bases et principes de la cure par la rééducation.* — A première vue, il semble s'agir dans le bégaiement uniquement de troubles moteurs consistant en l'absence de coordination dans le jeu simultané des forces expiratoires et des cordes vocales et de l'ordonnancement des parties annexées au tuyau à anche trachéo-laryngé. Mais, à mieux observer les faits, on arrive à cette conclusion qu'*il doit exister, a outre, un trouble psychique par lequel s'expliquerait l'apparition et la persistance de l'incoordination.*

En effet, on sait que le bégaiement débute dans l'enfance à la suite d'émotions, ou bien du fait d'une sorte de contagion par imitation ; en outre c'est lentement, progressivement qu'il se complique et s'aggrave. En outre, il est intermittent, ce qui exclue complètement toute idée d'existence de lésions causales siégeant dans l'appareil phonatoire et s'explique, au contraire, facilement, si on invoque la névropathie. Il s'exagère, d'autre part, par les émotions et il n'est pas rare, enfin, de voir les sujets qui en sont atteints être capables, étant seuls, de lire, à haute voix, d'une manière absolument correcte, et se trouver, par contre, dans l'impossibilité absolue de causer d'une façon intelligible avec une autre personne.

Il y a donc là une grande analogie avec ce qui se passe chez le tiqueur et, actuellement, « après avoir regardé les bègues comme des sujets doués d'une intelligence exubérante, chez qui les manifestations idéatives dépasseraient la mobilité possible des muscles de l'articulation, on les considère, à juste titre, comme des déséquilibrés chez qui le pouvoir de la volonté est notablement inférieur [1] ».

Le but du traitement rééducateur de cette infirmité est donc de rétablir le contrôle actif de la volonté sur les actes moteurs qui concourrent à la parole, autrement dit, de substituer à un mécanisme déréglé un autre muni d'un bon régulateur.

Or, cette fois encore, nous retrouverons les pratiques de gymnastique respiratoire au premier rang et formant le fond même de la méthode. Mais ce n'est plus simplement dans le but d'établir la discipline psycho-motrice générale comme dans la cure rééducative des tics par la méthode de Pitres, c'est, en outre, en raison de ses effets absolument directs et immédiats : ce qui domine, en effet, en der-

1. *In* Meige et Feindel, *loc. cit.*, p. 355-356.

nière analyse, la physiologie du bégaiement, c'est moins le jeu irrégulier des muscles de la glotte, de la langue et des lèvres que la mauvaise adaptation du rythme respiratoire et phonatoire ; tantôt, en effet, le bègue parle pendant l'inspiration (*bégaiement inspiré*), tantôt il attend la fin de l'expiration pour se décider à émettre et articuler des sons (*bégaiement expiré*), tantôt il n'a cure des mouvements de respiration et ne leur laisse aucun repos (*bégaiement mixte*), d'autres fois, enfin, il lance le courant d'air expiré par le nez et se trouve, par suite, dans l'impossibilité de prononcer toute une série de consonnes, les explosives : p. t. k, c'est le *bégaiement dit nasal*.

Le rôle des fautes respiratoires est encore corroboré par la constatation de l'absence de bégaiement dans le chant, exercice qui nécessite une expiration méthodique et correcte.

Technique. — Ceci posé, la formule générale des exercices est d'habituer le sujet en traitement à faire succéder, *d'une façon rythmée*, des inspirations et des expirations le. tes, profondes, méthodiques, séparées par des temps de repos. Ces exercices sont d'abord exécutés « à blanc » ; ensuite on fait intervenir le jeu de la glotte, successivement sous forme de contraction légère, en faisant pousser de simples soupirs, puis en faisant émettre les différentes voyelles. Plus tard interviendront toutes les autres parties de l'appareil phonatoire avec l'articulation des consonnes.

Quand le sujet est parvenu à exécuter tous ces exercices avec perfection, il arrive à la prononciation des syllabes et enfin à celle des mots dont il s'attache à bien détacher les diverses parties sans toutefois les scander. Ces articulations seront d'abord faites avec lenteur, puis à une allure se rapprochant de plus en plus de la normale.

Sur cette base repose un grand nombre d'exercices variés, qui ont été soigneusement codifiés par Chervin : l'élève les répète pendant que le professeur les exécute devant lui, en s'efforçant d'imiter exactemènt tous les mouvements de détail et de commencer et finir en même temps que lui. « En se contraignant ainsi à subordonner la manœuvre de sa respiration et de son articulation au commandement qu'il reçoit, sa volonté s'habituera donc à commander rapidement, à donner aux organes des ordres précis pour l'exécution des ordres les plus variés et les plus différents, qui lui sont dictés par l'initiative raisonnée, calculée et prévoyante de son professeur. »

Avec une méthode ainsi comprise, la cure, même dans les cas les plus graves et les plus invétérés, demande trois semaines. Pendant la première, on ne s'occupe que « de l'étude des éléments de la parole et des exercices méthodiques de respiration » : l'élève doit alors garder le silence complet dans l'intervalle des leçons, de façon à obtenir le calme de la pensée et la perte du souvenir du bégaiement ; pendant la deuxième, on met à profit les principes acquis, il est donc permis à l'élève de parler, mais à condition de s'observer, ce qui nécessite une attention continuelle et une volonté énergique de se contrôler.

Enfin, dans la troisième, on s'attache à consolider les résultats acquis : le mode d'élocution doit alors se rapprocher le plus possible des conditions ordinaires.

Ensuite, le sujet, abandonné à lui-même, reprend sa vie antérieure; quelques exercices, nécessitant deux à trois heures de travail par jour, pendant un mois ou deux, suffisent pour affermir la guérison et la rendre définitive.

IV. — RÉÉDUCATION DANS LES TROUBLES DE LA PRONONCIATION AUTRES QUE LE BÉGAIEMENT

C'est à l'aide de pratiques identiques à celles que nous venons d'étudier que l'on rétablira la phonation normale dans les cas de *fissure palatine après autoplastie ou application d'appareils prothétiques*. Elles seront encore utiles, dans certaines circonstances, à *la suite de l'opération des végétations adénoïdes*, le sujet qui, jusque-là, avait appris à articuler et émettre ses sons vocaux à l'aide de cavités réduites, se trouvant subitement disposer de résonnateurs de dimensions insolites pour lui et ayant besoin d'apprendre à les utiliser.

A côté de ces cas, il faut placer ceux où, en dehors de toute lésion anatomique, il y a substitution, déformation ou suppression d'une consonne, c'est-à-dire où il y a, comme on dit, *blésité* (selon les cas particuliers celle-ci constitue le *zézaiement*, le *chuintement...*). Dans ces circonstances, à côté de la méthode de Chervin, toujours applicable et efficace, il faut en placer une autre plus récente et basée sur des principes totalement différents, dont nous croyons utile de dire quelques mots.

Au cours des nombreuses expériences, faites sur l'audition et la phonation à l'état normal et dans des conditions pathologiques diverses, auxquelles nous avons déjà eu l'occasion de faire allusion, l'abbé Rousselot aurait remarqué que les sujets atteints de blésité n'en n'ont pas conscience et ne perçoivent pas la différence qu'il y a entre leur manière de prononcer et la prononciation normale. Il est donc arrivé à cette conception, vérifiée ensuite par l'examen direct au tonomètre, que, chez ces sujets, la *perception de la caractéristique*[1] *de la lettre qu'ils*

1. Voici ce que l'on entend par la caractéristique : « Chaque voyelle est composée d'un groupe de sons simples, à intensité déterminée, parmi lesquels un ou deux sont caractéristiques, par ex. *ou* la plus grave de la gamme vocalique et la plus souvent atteinte chez les malades, a pour caractéristique 445 vibrations simples, pour *o* c'est 900, pour *a*, 1.800. » Or, il est démontré que, « si une oreille malade entend suffisamment la caractéristique, même seule, la voyelle est comprise ; si elle entend un des harmoniques autre que la caractéristique avec une intensité dominante, le timbre de la voyelle est changé en timbre plus aigu ou plus grave ou encore, si elle entend deux harmoniques voisins des caractéristiques des voyelles mixtes, c'est par l'une de celle-ci que le son est interprété. Si enfin la sensibilité de l'oreille pour la caractéristique est exagérée, la voyelle ne sera pas comprise, mais elle pourra devenir perceptible par la diminution de l'intensité, que l'on obtiendra soit en baissant le ton,

prononcent mal est défectueuse ou nulle. Dès lors, il suffirait de se rendre compte des parties de moindre sensibilité du champ auditif et de les rééduquer, toutes choses dont nous étudierons ultérieurement le manuel opératoire général. On verrait ensuite rapidement les troubles disparaître après que, par quelques courts exercices, le sujet aurait appris à reproduire les articulations nécessaires à la production de ces sons qu'il est alors capable de contrôler.

Nous nous garderons de prendre totalement parti pour ou contre cette méthode sur laquelle les documents d'appréciation nous semblent, à l'heure actuelle, en nombre insuffisant pour permettre de porter un jugement ferme et définitif; cependant les qualités éminentes d'observation et de rigueur scientifique du Directeur du Laboratoire de Phonétique expérimental du Collège de France lui constituent une solide recommandation.

Quoi qu'il en soit, d'ailleurs, pour quiconque voudra pénétrer au fond des choses, en réalité, l'antagonisme entre la méthode Rousselot-Natier et celle de Chervin ne constitue qu'une apparence : l'abbé Rousselot n'est-il pas arrivé, comme nous l'avons vu, à cette conclusion que, « pour faire entendre un son, le plus court est d'enseigner à l'émettre correctement ». Inconsciemment, en

soit en s'éloignant. Inutile de dire que, si aucune caractéristique n'est entendue, la voyelle n'est pour le malade qu'un bruit confus et indéfinissable. » Or, nous le verrons, ces troubles sont susceptibles de disparaître par l'éducation.

entraînant le sujet à prendre les attitudes élémentaires de cette articulation, le professeur ferait donc l'éducation de l'ouïe; une remarque analogue a, d'ailleurs, été faite à propos de l'éducation du muet par les procédés nouveaux.

V. — RÉÉDUCATION DANS LES AUTRES TROUBLES PHONÉTIQUES (LES DYSKINÉSIES LARYNGÉES[1])

En dehors du bégaiement proprement dit et des troubles de prononciation que nous venons d'étudier, il existe toute une série de troubles de la coordination du langage justiciables de la rééducation.

Dans certains cas, par exemple, *le malade n'est pas maître de la tonalité des sons qu'il émet dans la conversation*, sa parole est alors dysphonique à l'excès et rappelle celle qui caractérise la mue de la puberté.

D'autres fois, chaque tentative de phonation est entravée par un spasme (aphonia spastica), qui peut, d'ailleurs, se produire de plusieurs façons : tel malade, qui en est atteint, ouvre la bouche et ne peut faire entendre les sons qu'il désirerait, tel autre a seulement des spasmes courts et répétés qui donnent une allure saccadée à son élocution, chez tel autre, enfin, (et il s'agit toujours alors de gens dont la profession exige un usage fréquent et prolongé de la parole) le *trouble présente des caractères*

1. Consulter : Luc, *Névropathies laryngées.*

qui le rapprochent complètement des diverses crampes professionnelles : la voix est d'abord normale; puis, au bout de quelques instants, il devient impossible d'émettre le moindre son et ce, exclusivement à propos de la partie professionnelle de la phonation (par exemple, pour un avocat, pendant les plaidoiries et nullement pendant les conversations particulières).

Il faut enfin compter encore avec les dyskinésies du tabès auxquelles il a déjà été indirectement fait allusion à propos de la rééducation dans l'ataxie.

Or, on ne saurait trop recommander, dans tous ces cas, d'utiliser des manœuvres de gymnastique spéciale analogue à celle de Chervin, en ayant soin de leur adjoindre, en outre, un traitement psychique approprié pour lutter contre les tendances pessimistes et la propension aux états anxieux qui se rencontrent à un très haut degré chez tous les malades qui nous occupent ici et expliquent en grande partie l'existence et la persistance de leurs troubles vocaux.

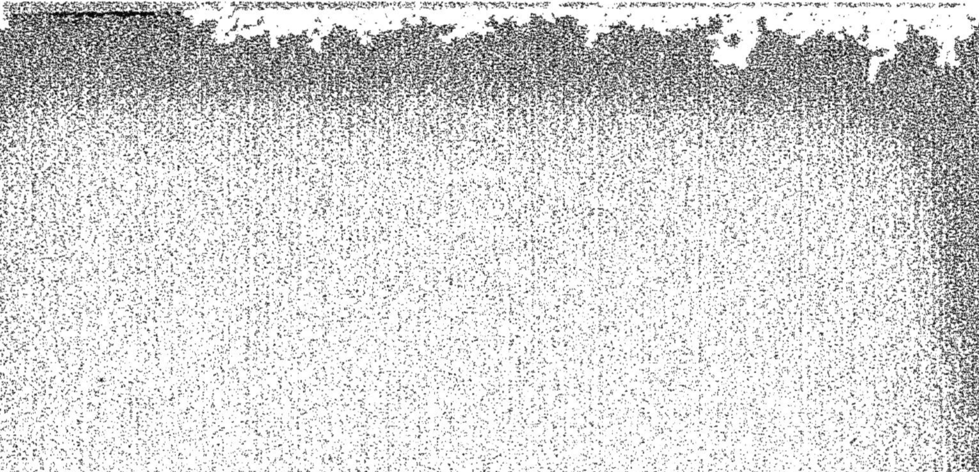

TROISIÈME PARTIE

RÉÉDUCATION SENSORIELLE

Si les sens préexistent à toute connaissance et sont indispensables à son acquisition, ils n'en bénéficient pas moins de l'éducation : et celle-ci agit surtout par voie de corrélation des diverses impressions perçues par chacun d'eux : ainsi, par exemple, la sensation de distance et de relief n'est pas naturelle à l'œil, mais s'acquiert par éducation, du fait de la combinaison des impressions fournies par le tact et de celles que fournit la vue. — D'autre part, il est d'observation banale que le fonctionnement des appareils sensoriels est éminemment perfectible, l'éducation artistique en donne tous les jours la preuve.

Il est donc permis, sans paraître poursuivre un but paradoxal, d'essayer de réveiller par voie de rééducation, l'acuité normale de nos sens quand elle se trouve diminuée ; enfin, si le mal est complètement irréparable, on peut s'attacher à développer un fonctionnement compensateur dans un des autres appareils de perception. Telle sera, d'une manière générale, l'objet de cette partie de notre travail.

CHAPITRE I

RÉÉDUCATION DU TACT

La sensibilité tactile peut être restituée par le *procédé du Dr Egger, dit de la sommation* [1], dans lequel on fait agir sur la peau une pointe fixée sur une des branches d'un diapason vibrant soixante fois par seconde ; rapidement la sensation douloureuse apparaîtrait d'une façon de plus en plus précoce et la sensibilité se maintiendrait, après les les séances, pendant un temps de plus en plus long.

Ce résultat se montrerait non seulement dans les cas d'anesthésie hystérique, où la méthode pourrait être considérée comme agissant par voie de pure suggestion, mais encore dans des cas où il existe des troubles organiques : c'est ainsi que, dans le tabès, elle diminuerait le retard de la perception et réveillerait même la sensibilité thermique dans les cas où elle serait détruite.

D'une manière générale, d'ailleurs, ce traitement n'est indiqué qu'à titre purement exceptionnel, car,

1. Consulter : *Comptes rendus de la Société de Biologie*, 1902.

de toutes les anesthésies, les plus fréquentes sont
de nature hystérique et constituent de véritables
amnésies qui relèvent essentiellement de la rééducation psychique ; cependant, il arrive que, dans ces
circonstances, elle persiste en dépit de tout et
met obstacle à la perfection de la restauration de la
mentalité normale : il est alors utile de recourir à
la sommation[1].

1. Voir Camus et Pagniez, *loc. cit.*

CHAPITRE II

RÉÉDUCATION DU SENS MUSCULAIRE

Le développement du sens musculaire fait partie de toutes les variétés de rééducation, quel qu'en soit le but, et en constitue l'auxiliaire le plus utile et le plus constant.

Comme nous l'avons vu, c'est par des exercices successivement passifs, puis actifs, de plus en plus compliqués, exécutés d'abord sous le contrôle de la vue, puis sans lui, que l'on procède; nous n'avons donc pas à y revenir.

CHAPITRE III

RÉÉDUCATION DE LA VUE

La perte du sens de la vue se rencontre dans trois grandes circonstances : 1° Sans lésion organique : elle présente alors la plus grande incohérence dans ses manifestations (le sujet, par exemple, ne voit pas les objets qu'on lui montre, mais il est capable d'éviter tous les obstacles qui peuvent se rencontrer sur son passage), elle fait alors partie des accidents de l'hystérie et relève directement de la cure de rééducation psychique que nous connaissons.

2° Du fait de lésions curables d'une partie quelconque de l'œil, comme c'est le cas dans la cataracte congénitale ; mais alors, après suppression de la cause de l'infirmité et restitution de la possibilité de percevoir des impressions visuelles, il y a lieu de faire une éducation particulière du sens reconstitué pour apprendre au sujet à s'en servir ; autrement dit, il faut faire parcourir méthodiquement à l'opéré tous les stades que l'enfant parcourt spontanément, lentement et par tâtonnements successifs pendant les premiers temps de son évolution, pour faire entrer les sensations purement lumineuses dans le concert harmonique dans lesquels les diverses espèces de perception se prêtent un mutuel appui et contribuent à leur perfectionnement réciproque. La méthode à suivre est, d'ailleurs, simple en elle-même et consiste essentiellement à faire regarder au sujet des objets variés pendant qu'il les palpe, puis à l'habituer à les reconnaître en supprimant le concours du tact; de même la notion de distance sera obtenue par un mécanisme de même ordre que l'on pourrait appeler le toucher explorateur.

3° Enfin, la cécité peut être le résultat de lésions incurables du fond de l'œil. Dans ce cas, les autres sens s'affinent : l'aveugle arrive à reconnaître les gens au son de leur voix ou au bruit particulier de leur démarche; c'est par l'ouïe et le toucher qu'ils prennent, jusqu'à un certain point, notion des distances (un aveugle dira, par exemple, qu'il se trouve à perte d'ouïe d'un endroit comme nous dirions à perte de vue), enfin il semble que ce soit dans les mêmes appareils sensoriels que réside cette propriété si curieuse que Javal décrit sous le nom de *sens des obstacles*.

Mais, dans cette évolution providentielle et supplémentaire, il s'agit purement d'éducation spontanée, d'acquisitions progressives, subconscientes, faites sous la seule direction de l'instinct et que l'on, n'a pas encore songé à diriger et à activer;

cependant, quand on a affaire à ceux que Javal appelle des « parvenus de la cécité », il serait bon, comme le recommande cet auteur, de s'attacher à profiter des dernières lueurs de la fonction en voie de disparition pour faire l'éducation spéciale qui, plus tard, serait plus difficile et plus lente à obtenir faute de moyens de contrôle et d'acquisition suffisants[1].

D'autre part, on s'est proposé d'arriver à mettre les aveugles, par un mode spécial d'écriture, à même de communiquer, à distance, entre eux et avec les sujets normaux. Mais ces méthodes sont trop spéciales et trop indirectes pour que nous fassions plus que les citer ici.

A l'heure actuelle il n'y a donc pas de méthode de thérapeutique rééducatrice de la cécité! Peut-être n'en sera-t-il plus de même dans un avenir relativement prochain, car, d'une part, certaines expériences, faites à l'aide du radium, permettent de concevoir quelques vagues espérances de rénovation des fonctions du nerf optique altéré; d'autre part, il est permis de se demander si on ne trouvera pas un jour, pour l'éducation de la vision, des méthodes basées sur un principe analogue à celles que nous verrons appliquées pour l'ouïe : l'analogie entre les vibrations des ondes sonores et lumineuses excuse la conception d'un espoir en apparence aussi chimérique.

---

1. Voir Javal, *Entre aveugles*. Paris, 1903.

En attendant, les seules applications actuelles des méthodes proprement dites de rééducation dans les troubles de la vision, sont relatives à l'héméralopie, à la nyctalopie et enfin au daltonisme; nous allons les passer rapidement en revue.

I. — RÉÉDUCATION DANS LA NYCTALOPIE

Dans la nyctalopie, il s'agit de sujets dont l'acuité visuelle est fortement abaissée dans le jour et améliorée par l'obscurité ou le faible éclairage : il semble donc qu'il s'agisse alors d'une hyperesthésie rétinienne (résultant d'ailleurs ordinairement d'excessives excitations antérieures). On la combat en faisant faire des exercices de vision dans des endroits de moins en moins obscurs et en faisant ensuite porter au jour des verres de moins en moins sombres.

II. — RÉÉDUCATION DANS L'HÉMÉRALOPIE

Dans l'héméralopie, on constate cliniquement des phénomènes inverses des précédents que l'on rapporte, au point de vue pathogénique, soit à un état de torpeur de la rétine « tel qu'elle ne puisse plus être impressionnée que par des excitations vives », soit à ce que « sa sensibilité ne peut plus s'adapter aux différences d'intensité des excitations lumineuses »; c'est donc par une sorte de rééducation progressive que semble agir le séjour prolongé dans une chambre obscure proposé par Netter comme moyen de traitement (il faut d'ailleurs bien se garder de négliger le traitement général reconstituant, qui est absolument indispensable en pareil cas, les pratiques simultanées de repos et de suralimentation sont donc indiquées).

III. — RÉÉDUCATION DANS LA DYSCHROMATOPSIE
(DALTONISME)

Dans la dyschromatopsie, dite aussi chromatopseudopsie ou daltonisme, une ou plusieurs couleurs ne peuvent être individualisées : le plus souvent le malade ne distingue pas le rouge du vert, et, dans les cas les plus complets, mais aussi les plus rares, il ne perçoit que le blanc, le noir et les nuances grises intermédiaires.

Ces troubles peuvent se rencontrer dans trois grandes circonstances :

1° A la suite de violents traumatismes céphaliques, de surmenages, ou de certaines intoxications (alcool, tabac, santonine) : ils sont alors de faible durée et le traitement de la cause suffit à les amender d'une manière complète et définitive.

2° Au début de certaines maladies du fond de l'œil : toute tentative de la rééducation est alors frappée par avance de stérilité.

3° Existant depuis la naissance : la chromatopsie normale ne s'est alors jamais développée et alors tout plaide en faveur de l'emploi de la rééducation.

En effet, tous les sujets doués d'une vue normale ne sont pas capables au même degré de discerner les nuances, le daltonisme se présente donc comme une simple exagération de cette imperfection naturelle qui, on le sait, est, jusqu'à un certain point, susceptible d'atténuation par éducation. En outre, si on examine, comme l'ont fait certains auteurs, tous les enfants d'une école, on en trouve jusqu'à 30 0/0 qui sont atteints du trouble que nous étudions, tandis qu'il ne se rencontrerait plus que chez 6 0/0 des adultes[1].

Il est donc susceptible de se modifier spontanément, sans doute du fait de l'entraînement inconscient qui se fait au cours de l'évolution.

Toutefois, si cette guérison spontanée existe, il ne faut pas compter trop exclusivement sur elle, puisqu'il y a encore des adultes qui restent affligés de dyschromatopsie, il est donc utile de chercher à aider et à activer le travail naturel : telle est la raison d'être des exercices spéciaux que nous allons étudier superficiellement.

Pour l'éducation spéciale du sens chromatique le matériel à utiliser comprend « cinq paquets de laine composés de trois nuances chacun (trois de rouge, trois de jaune, trois de vert, trois de bleu, trois de violet), plus un paquet de laine blanche et un de laine noire (toutes ces laines devant être non brillantes), on examine alors la manière dont le sujet

---

1. Consulter : Favre, *Recherches cliniques sur le daltonisme et son traitement.* Lille, 1874.

les distingue, puis, une fois le diagnostic des lacunes du sens chromatique fait, pendant une série de séances, on « montre et dénomme les couleurs devant l'élève. Dans l'intervalle, il peut s'exercer, par exemple, à trier des pains à cacheter de couleurs différentes et à les répartir dans une série de boîtes de nuances correspondantes ; on continue ensuite l'éducation à propos des objets usuels ».

Dans ces conditions, « les élèves n'arrivent sans doute pas à distinguer les 14.420 tons établis par Chevreul, mais ils acquièrent le minimum indispensable ; ils sauront l'*a*, *b*, *c* de la science des couleurs ; ils auront, que l'on nous permette cette comparaison, répété convenablement les premières pages du solfège chromatique [1] ». Pour atteindre ce résultat, il faudrait de quinze jours à six mois.

1. Favre, *loc. cit.*

CHAPITRE IV

RÉÉDUCATION DE L'OUÏE

A un âge peu avancé, la perte de l'ouïe entraîne la suppression ou l'absence de développement de la parole et nous avons déjà vu les moyens de lutter par la rééducation contre ces accidents combinés, nous ne reviendrons donc pas sur ce sujet.

Quand la fonction disparaît plus tard dans le cours de l'évolution, le langage articulé persiste, la tâche du thérapeute est donc simplifiée ; elle ne consiste plus qu'à apprendre au sourd à lire la parole sur les lèvres et, pour cela, il suffit à celui-ci de s'exercer, en se plaçant, avec son professeur, devant un miroir et de prononcer, en même temps que lui, les voyelles, les consonnes et les mots, en en observant bien les mouvements d'articulation.

Telle est la méthode qui est employée presque à l'exclusion de toute autre ; mais, depuis quelques années, la question semble entrer dans une voie nouvelle, à laquelle nous avons déjà fait allusion à diverses reprises dans les chapitres précédents (surdi-mutité, troubles de la prononciation), et qui mérite que nous entrions dans quelques détails à son sujet : nous voulons parler des méthodes conçues par l'abbé Rousselot, directeur du laboratoire de Phonétique expérimentale au Collège de France et appliquées sous sa direction par le D' Natier.

En voici les bases : On sait que, de même que la lumière blanche n'est pas simple, mais composée d'une série de radiations de longueur d'onde et de réfrangibilité différentes, de même les sons que nous percevons sont essentiellement complexes, il suffit, pour s'en convaincre, d'en faire l'analyse à l'aide de résonnateurs construits de façon à vibrer chacun à l'unisson d'un son particulier.

Or, parmi les éléments simples en lesquels se réduit le groupement sonore ainsi décomposé, il en est un qui, à lui seul, suffit, du fait qu'il est perçu, pour que le groupement tout entier soit évoqué, alors que les autres, même entendus en grand nombre, mais sans lui, n'éveillent qu'une impression de bruit confus et indéfinissable : le premier s'appelle *la caractéristique du son considéré*, les *autres en sont les harmoniques*.

S'appuyant sur ces données, on a étudié la manière dont se comporte l'oreille malade dans l'audition d'une série de diapasons susceptibles de donner tous les sons par une progression croissante de vibration en vibration : on a pu, de la sorte, se rendre compte que, dans cet organe, considéré comme constitué essentiellement par une série de résonnateurs, « l'un ou l'autre de ceux-ci peut être détruit, ou seulement privé en partie de son activité, sans que les voisins soient touchés ; tout un ensemble peut être détruit sans que la totalité ait subi une perte semblable » ; la *surdité est donc, en fait, infiniment moins étendue que l'étude faite dans les conditions ordinaires ne semblerait l'indiquer.*

Et ce qui en impose pour la perte totale du sens c'est que des lacunes relativement peu étendues sont susceptibles de rendre absolument impossible l'intelligence des sons, celle-ci dépendant, avant tout, nous le répétons, de la nature de ceux de leurs éléments constitutifs qui sont perçus.

Voici, par exemple, ce qui se passe dans le cas simple des voyelles : « Si une oreille malade entend suffisamment la caractéristique, même seule, la voyelle est comprise ; si elle entend un des harmoniques autre que la caractéristique avec une intensité dominante, le timbre de la voyelle est changé en timbre plus aigu ou plus grave ou encore, si elle entend deux harmoniques voisins des caractéristiques des voyelles mixtes, c'est par l'une de celles-ci que le son est interprété. Si, enfin, la sensibilité de l'oreille pour la caractéristique est exagérée, la voyelle ne sera pas comprise, mais elle pourra devenir perceptible par la diminution de l'intensité, que l'on obtiendra soit en baissant le ton, soit en s'éloignant. Inutile de dire que si aucune caractéristique n'est entendue, la voyelle

n'est pour le malade qu'un bruit confus et indéfinissable [1]. »

D'autre part, l'observation montre que, dans
l'oreille la plus normale en apparence, il existe
également nombre de lacunes, que nombre de sons
ne sont pas individualisés, qu'une infinité de
nuances ne sont pas perçues, autrement dit que
« l'oreille saine se comporte, à l'égard du son qui
lui est étranger, comme une oreille malade à l'égard
d'un son connu. »

Or, toutes ces nuances, primitivement insoup-
çonnées, on peut, par l'exercice, arriver à les percevoir plus complètement et en plus grand nombre :
pourquoi ne serait-il donc pas possible aussi, dans
certains cas, de secouer de même la torpeur des
parties endormies de l'oreille du sourd ? Telle est
l'idée directrice qui a présidé à la conception de la
méthode de rééducation Rousselot-Natier.

Ceci posé, en voici la technique : elle comprend
deux grandes étapes, le *diagnostic acoumétrique
exact et la rééducation proprement dite.*

La première présente une importance énorme : il
est indispensable, en effet, de se rendre un compte
exact des parties atteintes pour que les exercices
prescrits puissent être convenablement gradués et
appropriés, ce qui est une condition essentielle de
succès.

Il est donc impossible de se contenter de la clas-

1. Abbé Rousselot, *loc. cit.*

sique épreuve faite avec une montre ou avec un diapason, car, conformément à ce que nous avons vu plus haut, « il est évident qu'une série de sons complexes et de composition inconnue ne peut rien apprendre sur l'étendue d'un champ auditif, puisque nous ne pouvons pas démêler celui ou ceux qui ont impressionné l'oreille et que quelques sons simples sont forcément insuffisants, puisque, s'ils nous renseignent pour eux-mêmes, ils ne nous apprennent rien pour les autres (le la_3 du diapason normal peut, par exemple, être bien entendu alors que le sol_2, ou toute autre note ne le sera pas). »

Si on veut un diagnostic complet, capable de mener à une thérapeutique rationnelle, il faut donc faire un examen du champ auditif avec la série de diapasons gradués qui constituent le tonomètre, examen basé sur ce principe que « une oreille saine, de valeur moyenne, entend un diapason donné à une distance donnée et pendant un temps donné. » En procédant de la sorte méthodiquement on établit le tableau de l'état du champ auditif du malade.

Cette épreuve renseigne, en outre, avec infiniment plus d'exactitude que les méthodes classiques, sur les parties lésées de l'oreille.

En effet, « il s'agit ou bien de lacunes affectant une ou plusieurs régions isolées de l'échelle des sons, ou bien d'une diminution de l'ouïe soit totale, soit partielle dans le sens des notes aiguës ou des notes graves »; dans le premier cas, ce sont les terminaisons acoustiques, qui sont en cause, car, seules, elles peuvent, du fait de leur complexité, expliquer une irrégularité si grande de fonctionnement ; dans l'autre ce sont les organes de perfectionnement et d'accommodation (tympan, osselets et leurs muscles) qui fonctionnent mal. »

Dans les deux cas, d'ailleurs, c'est-à-dire qu'il s'agisse de sensibilité nerveuse à réveiller ou de fonctionnement musculaire à rétablir ou à régulariser, la rééducation est également indiquée, dès que la thérapeutique directe a modifié tous les troubles matériels sur lesquels elle peut avoir prise[1].

On fait alors entendre une note très voisine d'une de celles que l'oreille malade perçoit convenablement, puis, vibration par vibration, on rend le son du diapason plus grave ou plus aigu (ou bien on change d'instrument) de façon à s'éloigner d'une façon lente et graduelle du point de départ ; cette évolution est réglée d'une façon variable selon les sujets, mais on doit toujours se garder de la tendance naturelle à vouloir gagner trop dans une seule séance (on pourrait, *mutatis mutandis*, pour fixer les idées, dire qu'il faut, en quelque sorte, se comporter comme dans la dilatation d'un urètre rétréci). On modifiera également les distances auxquelles on placera le diapason, on s'aidera à l'occasion de résonnateurs pour amplifier le son ; pour exciter l'atten-

---

1. Il est évident que, s'il y a des lésions inflammatoires en activité, il ne faut les traiter au préalable que si l'état général est mauvais ; il faut tonifier et remonter d'abord l'organisme.

tion on fera varier souvent l'intensité et la distance.

Enfin, on joindra à ces pratiques des « exercices vocaux portant sur les éléments les plus simples du langage et sur quelques combinaisons les plus usuelles (*ou, a, o, on, an, ra, la*) ». Ces derniers exercices peuvent être continués entre les séances, soit que les personnes de l'entourage prononcent les sons, soit que le sujet les articule lui-même devant un pavillon relié à son oreille.

Dans ces conditions, peu à peu, le champ auditif s'agrandit, *d'abord d'une façon purement objective*, puis le malade lui-même prend conscience des résultats obtenus ; en même temps les troubles subjectifs (bourdonnements) s'améliorent souvent, et, au bout de plusieurs mois, la plupart des malades sont très notablement améliorés, quelques-uns retrouvent même complètement l'intégrité de leur ouïe.

Il arrive cependant que les résultats sont parfois à peu près nuls ; cela tient à ce que le tonomètre ne nous a pas donné le moyen de « distinguer les faisceaux nerveux simplement endormis des faisceaux complètement morts. De ce qu'une branche nerveuse est entièrement abolie, il ne s'en suit pas, en effet, que les sons correspondants soient absolument imperceptibles ; il y a des suppléances qui s'opèrent. C'est vrai, mais ces suppléances ne se font que pour des sons voisins et toujours avec une diminution de sensibilité qui les dénonce ». Il faut donc, toujours, quel que soit le résultat de l'examen tonométrique, faire une certaine période d'essais, et ce n'est qu'à la suite de celle-ci qu'il sera possible de se prononcer sur les résultats à attendre de la méthode.

Si, au bout d'une quinzaine de jours d'expériences avec les diapasons correspondant aux notes insuffisamment perçues, il y a une amélioration notable, on peut persévérer, sinon il ne faut pas s'engager et il y a lieu de laisser au malade la responsabilité de la décision à prendre, car le résultat favorable ne peut être envisagé d'une façon certaine.

Pour l'application du principe de rééducation auditive, que nous venons d'étudier, on pourrait, au lieu de diapason, employer tout instrument capable de donner des sons simples : corde, sirène...; enfin *des exercices vocaux, conduits avec méthode par un phonéticien habile*, pourraient, à la rigueur, suffire (cela est particulièrement vrai quand il s'agit d'enfants ou de malades atteints de troubles légers et de faible étendue); mais aucune de ces pratiques n'est susceptible de présenter la précision mathématique qui fait le mérite de celle que nous avons étudiée. Et cette objection n'est pas seulement du domaine théorique pur, car, parmi ses observations les plus intéressantes, l'abbé Rousselot a publié un succès obtenu chez un malade qui avait résisté au traitement par la sirène du D* Marage.

Telle est la méthode de rééducation spéciale proprement dite de l'oreille, basée sur l'étude précise des troubles qui caractérisent la surdité ; elle est cependant, jusqu'à un certain point, passible d'une objection qui s'adresse à un grand nombre d'autres méthodes, physiques ou non, appliquées au traitement de cette infirmité : c'est de ne s'adresser peut-être qu'à l'élément psychique dont l'intervention est trop souvent méconnue dans sa genèse et d'être impuissante dans les cas où sa part est nulle ou très faible.

Il existe, en effet, des cas où cet élément psychique est tout, ou bien « où il est à la première place, la lésion matérielle étant incapable par son insignifiance, sa nature ou son siège, de provoquer un degré sensible de surdité », tous cas qui rentrent dans la catégorie des troubles de nature psychasthénique et sont, par suite, justiciables de la rééducation psychique simple, tout comme ceux d'anesthésie ou de cécité de même nature : nous n'avons donc pas à nous en occuper ici.

Mais il est prouvé, d'autre part, que, dans des cas où la lésion matérielle est déjà par elle-même cause de surdité prononcée, il faut compter fortement avec l'élément psychique surajouté[1]. « Tantôt il s'agit d'une simple inattention du malade qui cesse de prêter l'oreille aux bruits extérieurs, convaincu qu'il ne les entendra pas ; tantôt cette inattention finit par prendre dans la psychologie inconsciente du sourd, une place si importante qu'elle augmente

1. Boulay et le Marc-Hadour (Congrès d'otologie. Bordeaux, 1904).

notablement son infirmité en créant une maladie véritable de la volonté, une sorte d'impossibilité d'entendre, une aboulie auditive. Dans le cas où on ne peut modifier la lésion matérielle, cause primitive de la surdité, on peut espérer, en neutralisant l'élément psychique, améliorer l'audition... Si on démontre à un scléreux au moyen d'exercices auditifs, par exemple, qu'il entend mieux qu'il ne suppose, on supprime le côté psychique de la surdité et on diminue d'autant cette dernière. Et ce qui est vrai de la surdité l'est tout autant des troubles concomitents, bruits subjectifs et vertiges. »

L'objection est grosse, mais on peut lui répondre que, parmi les faits étudiés par l'abbé Rousselot, il en est qui le sont avec une précision tellement minutieuse qu'il est difficile d'admettre l'idée d'un rôle purement subjectif joué par la rééducation. D'autre part, dans les cas où l'objection est fondée, il faut bien reconnaître qu'aucune autre méthode n'est plus à même que celle que nous avons étudiée de jouer le rôle de remise en marche de l'appareil négligé. On ne saurait donc, en définitive, lui accorder assez d'attention, ni assez encourager les recherches faites dans le sens que l'auteur précité indique avec un esprit critique affiné et une loyauté scientifique à l'abri de tout reproche.

CHAPITRE V

RÉÉDUCATION DU GOUT ET DE L'ODORAT

Il y a peu de chose à dire au sujet de ces deux sens qui semblent jouer un rôle bien effacé dans l'espèce humaine et s'y trouver en voie de dégénération progressive. Peut-être faudrait-il considérer, néanmoins, comme la rééducation d'une fonction autrefois plus largement dévolue à notre espèce, l'entraînement que s'imposent certains individus, les dégustateurs de vins, par exemple. Mais, en ce qui concerne le thérapeute, on peut dire que jamais son concours n'est réclamé à propos de l'abolition des sensations olfactives ou gustatives; il y a d'ailleurs à cela deux grandes raisons : c'est, d'une part, qu'elles sont superflues et que l'idéation arrive presque intégralement à se faire sans leur concours, et, d'autre part, que leur suppression prive de peu de jouissances, ne crée pas d'infériorité sociale appréciable et, au contraire, constitue souvent un réel avantage en supprimant des causes d'impressions pénibles.

CHAPITRE VI

RÉÉDUCATION DANS LA SURDI-MUTITÉ COMBINÉE
A LA CÉCITÉ

Dans certains cas on a affaire à des anomalies complexes de la perception et, au premier rang de celles que l'on s'est attaché à combattre par voie de rééducation, vient la combinaison de la surdi-mutité avec la cécité ; cette double infirmité est d'ailleurs relativement fréquente : selon l'ancienne statistique de Dufau 1/24 du nombre des aveugles en Suède en seraient affligés.

Le principe de la méthode de rééducation employée en pareil cas est, « étant donnée l'absence des sens de la vue et de l'ouïe, de développer le toucher pour arriver, par l'écriture, à permettre à l'infirme de communiquer avec ses semblables », puis, partant de ce point, d'arriver à leur apprendre à parler [1].

« Chez le sourd-muet-aveugle-né, c'est-à-dire frappé de cette double nuit dès l'enfance, la première difficulté, et la plus grande, est de faire com-

---

[1]. Consulter : Hamon du Fougeray et Couetoux : *Manuel d'Education des enfants anormaux.*

prendre que chaque chose a son nom. » On lui fait donc « palper d'abord l'objet, puis les signes (en écriture Braille, par exemple), qui les représentent... On conduit successivement la main de l'élève de l'objet au mot et du mot à l'objet », autrement dit, on procède, en employant les sensations tactiles, de la même façon qu'on le fait normalement en utilisant les sensations auditives. « Peu à peu la notion des signes indiquant l'objet arrive à pénétrer dans le jeune cerveau, puis on passe à un autre et *ainsi se forme pour l'enfant un langage tactile.* »

Il faut ensuite enseigner la parole : voici comment procéda dans ce but un éducateur de génie, Hirzel, dans un cas resté célèbre comme prototype de ce que peut la méthode. « Plaçant une main de Meystre (tel était le nom de l'élève) sur ma poitrine, je soufflai contre l'autre, je lui fis ensuite toucher mon cou pendant que je prononçais la voyelle *a* et je l'engageai à pousser aussi un courant d'air de la poitrine pour faire vibrer le larynx, c'est ainsi que j'obtins la première voyelle. » Il fut procédé de la sorte pour toute la série des sons vocaliques, c'est-à-dire pour la création dans le cerveau de tout une série d'images d'attitudes élémentaires spéciales.

Vint ensuite le tour des consonnes dont l'étude fut relativement moins difficile : « Pour soutenir l'élève dans ce travail aride et fatigant, Hirzel lui apprit le mot *Ami*, qui était le nom d'un de ses condisciples, et chaque fois que Meystre prononçait ce mot, *Ami* s'approchait de lui.

« L'aveugle-sourd-muet observa ce fait avec surprise et découvrit ainsi que, au moyen de la parole on peut communiquer à distance ; il en éprouva une joie inexprimable. Depuis ce moment, Meystre appela ses camarades par leur nom et s'adonna avec ardeur aux exercices de la méthode orale ; il augmenta son vocabulaire et finit par prononcer de petites phrases d'une manière relativement distincte. » Par la suite, Hirzel se fit suppléer dans sa tâche éducative par un jeune aveugle qui enseigna à Meystre le calcul, l'histoire, la géographie, etc.

Ce qui précède n'a évidemment pas la prétention de donner une idée complète de la méthode : elle comprend, en effet, des détails infinis et nécessite chez celui qui l'applique une habitude et une connaissance approfondies des pratiques de rééducation des sourds-muets et des aveugles. Mais il était indispensable d'en donner un aperçu superficiel pour que, si le lecteur venait à rencontrer semblable infirmité, il sache qu'un grand soulagement peut lui être apporté et pour qu'il ait l'idée de diriger celui qui en serait atteint sur les établissements spéciaux, où il trouverait des éducateurs entraînés à cette tâche.

QUATRIÈME PARTIE

RÉÉDUCATION ORGANIQUE

Avant d'étudier les pratiques réunies sous le nom général de rééducation organique, il est utile de faire quelques réserves sur la valeur du terme même.

En effet, d'une manière générale, il ne semble guère logique de parler d'éducation organique : les mouvements de la respiration, le jeu de la circulation, le péristaltisme intestinal, les diverses sécrétions, sont des actes purement instinctifs, préexistant à toute connaissance et consistant, en fait, comme nous l'avons vu dans l'introduction, en des *réflexes purs*.

Cependant, la volonté peut, jusqu'à un certain point, intervenir dans l'exécution de quelques-unes de ces fonctions et les modifier d'une façon plus ou moins durable : il est banal, par exemple, de voir que l'on arrive à réfréner les besoins naturels de miction et de défécation d'une manière de plus en plus facile et de plus en plus complète, à tel point même que le fonctionnement intestinal arri-

verait parfois à en être complètement parésié
(telle serait l'origine de certaines constipations).
D'ailleurs, dans ces deux cas, l'anatomie explique
la possibilité d'obtenir de tels résultats, puisqu'elle nous montre l'existence d'un double système contractile, lisse et strié, préposé à ces
fonctions, et il est inutile de rappeler ici que le
second est éminemment éducable.

De même, quand il s'agit de la respiration, on
peut accepter *a priori* la possibilité de modifier, du
fait d'une intervention prolongée, active et répétée
de la volonté, le jeu instinctif préétabli, car, d'une
part, les faits d'observation en démontrent la vérité
(plongeurs, entraînement aux divers sports...), et,
d'autre part, les muscles qui y président sont de la
catégorie striée.

Mais, si les notions d'éducation et de rééducation
sont admissibles pour toutes ces fonctions, en est-il
de même quand il s'agit de la circulation dont toutes
les parties sont constituées par des fibres lisses,
échappant à toute action volontaire directe?
— Cependant, nous verrons qu'il est possible, par
certaines manœuvres externes, de modifier le jeu
troublé de cette fonction et de le ramener à la normale, d'une façon d'abord temporaire, puis permanente : c'est cette modification qui constitue ce que
l'on a appelé la rééducation de la circulation. Le
terme est en voie de faire fortune, la chose qu'il
désigne est exacte, peu importe donc sa valeur
linguistique absolue.

Ceci posé, nous adopterons donc franchement le terme de rééducation organique avec toute l'extension que lui ont donnée les divers auteurs, et nous étudierons successivement :

I. Les méthodes de rééducation dans les troubles de la respiration (rééducation de l'appareil respiratoire) ;

II. Les méthodes de rééducation dans les troubles de la circulation (rééducation de l'appareil circulatoire) ;

III. Les méthodes de rééducation dans les troubles variés des fonctions d'émonction (miction, défécation...).

CHAPITRE I

RÉÉDUCATION DE L'APPAREIL RESPIRATOIRE[1]

Nous avons déjà eu l'occasion, en maintes circonstances, de nous occuper de la discipline de la respiration : chez l'ataxique, c'était pour lutter contre
l'incoordination des muscles de la glotte, chez le
muet, c'était pour adapter le jeu de thorax aux besoins
de l'émission des sons, chez le tiqueur, c'était dans
le but d'entraîner l'attention et l'habitude de contrôler les actes.

Mais là ne se bornent pas, il s'en faut, les indications des exercices respiratoires : en effet, l'examen
d'une série de malades montre que, très souvent, la
fonction dont nous nous occupons s'accomplit
d'une manière imparfaite, c'est-à-dire qu'elle est
déviée de son mécanisme normal[2]. Les raisons de

---

1. Sur cette question, consulter : Maurel (de Toulouse), *Hygiène
respiratoire comme moyen prophylactique de la tuberculose* (Congrès pour l'avancement des Sciences, Marseille, 1891); — Rosenthal,
Gymnastique respiratoire (in *Journ. de Physiothérapie*, 1903), *An-
nales de Laryngologie*, janvier 1904); — *Presse Méd.*, février, mars,
mai, 1904).

2. On peut reconnaître cette imperfection à des signes variés :
à l'inspection qui montre l'insuffisance de la course du thorax et

ces déviations sont d'ailleurs multiples et peuvent schématiquement se grouper sous trois chefs :

1° Tantôt c'est la douleur qui a forcé le malade, pendant un temps plus ou moins long, à immobiliser une partie de son thorax : tel est le cas lors des traumatismes de cette région (fractures de côtes) ou des inflammations aiguës (pleurésies);

2° Tantôt, du fait de la présence d'un obstacle à l'entrée de l'air siégeant sur les voies supérieures, la poitrine a adapté, proportionné son fonctionnement à la masse aérienne réduite qui lui arrive, tel est le cas chez les adénoïdiens;

3° Tantôt il faut incriminer une adynamie prolongée, en raison de laquelle le malade a perdu l'habitude de demander à ses muscles leur maximum d'action;

4° Enfin, il est des sujets chez lesquels il faut incriminer une sorte de paresse musculaire primitive, qui se traduit en même temps, d'autre part, par une tendance aux attitudes vicieuses; celles-ci, d'abord temporaires, deviennent peu à peu permanentes (scoliose) et arrivent à rendre alors définitif le trouble respiratoire purement fonctionnel qu'elles accompagnaient.

Dans toutes ces circonstances, d'ailleurs, le trouble est de même ordre. Le malade a oublié, en partie,

du diaphragme; à la *palpation* qui permet mieux encore de se rendre compte des caractères précédents et de l'asymétrie; à *l'auscultation* qui révèle des zones d'obscurité respiratoire; à la *mensuration* qui permet de reconnaître l'insuffisance de différence du volume du thorax dans l'inspiration et l'expiration.

le fonctionnement d'un mécanisme normal qu'il n'exerçait plus d'une façon suffisante.

Or cela est loin d'être sans inconvénients : l'hématose est troublée, insuffisante, et il en résulte un état d'anémie et de faiblesse générale intense; la circulation se ralentit dans des territoires entiers du poumon qui cessent de fonctionner, leurs éléments anatomiques végètent et constituent un foyer de localisation tout indiqué pour les infections que les troubles de la nutrition générale favorisent d'autre part, et, au premier rang, vient la tuberculose.

Heureusement, en procédant d'une façon méthodique, on peut, nous le savons, réveiller les images d'un mécanisme automoteur oublié ; il est donc possible de rétablir le jeu normal de la respiration à l'aide de pratiques appropriées.

Celles-ci consistent en une série d'*exercices de respiration physiologique* dirigés, surveillés et contrôlés par le médecin, dans diverses attitudes, avec ou sans mouvements actifs ou passifs des membres, tels que respiration profonde, régulière, faite avec une attention soutenue et, dans certains cas, pour mieux fixer celle-ci, à l'aide du spiromètre, mouvements des bras et du tronc, mouvements passifs, ayant pour but de dilater le thorax et exécutés sous l'impulsion soit du médecin, soit de machines spéciales, tous ces exercices devant absolument être exécutés lentement et d'une façon bien rythmée (c'est pour cette raison que l'on fait souvent compter à haute voix).

Voici, à titre de spécimens, quelques-uns de ces exercices : le sujet exécute des inspirations et des expirations, lentement et au commandement, devant une glace et successivement dans des attitudes variées : debout, couché sur le dos, assis, les bras en croix. Si le diaphragme semble ne pas se contracter avec assez d'énergie, on lui fait reprendre cette habitude en exerçant le malade à « pousser » et à maintenir cette attitude pendant un temps le plus long possible. Il exécute toute une série de mouvements spéciaux tels que, ayant les bras étendus horizontalement en avant, les ramener verticalement le long de la tête, faire une inspiration profonde, ramener les bras à la position initiale, faire une expiration ; mêmes mouvements dans le plan latéral ; mouvements de natation exécutés dans la position debout ou sur un tabouret ; tenant de chaque main une des extrémités d'une canne, porter celle-ci horizontalement au-dessus de la tête, l'abaisser derrière les lombes et revenir à la position initiale.

Dans tous ces exercices, la respiration doit se faire exclusivement par voie nasale, c'est là un point sur lequel on ne saurait trop insister.

Les exercices élémentaires de chant, tels que tenir une note grave, une note aiguë sont également d'utiles pratiques (il y a là, en particulier, un moyen essentiellement efficace de lutter contre la parésie des cordes vocales) ; peuvent encore être utilisés les exercices d'intonation, de déclamation à haute voix et même, selon quelques auteurs, la pratique des instruments à vent[1].

Tous les exercices, dont nous venons d'énumérer les types principaux, échappent au reste, comme d'ailleurs tous ceux que nous avons rencontrés dans les diverses méthodes de rééducation, à toute codification et doivent absolument être variés de manière à s'adapter spécialement à chaque cas particulier ; il y a là une affaire de sens clinique et de connaissances physiologiques relatives au fonctionnement de l'appareil respiratoire à l'état normal et dans les conditions pathologiques.

Indications. — Relèvent de la méthode de rééducation respiratoire tous les cas auxquels nous avons déjà fait allusion plus haut (convalescence des fractures de côtes, de pleurésie, de maladies adynamiques, suites d'opération de végétations adénoïdes, et, d'une manière générale, tous les troubles subaigus et chroniques de l'appareil respiratoire, bronchites chroniques de toutes natures, emphysème[2], etc.

A ces indications directes, il faut en ajouter d'autres plus spéciales et moins évidentes à première vue : ce sont divers troubles cardiaques

---

1. Bureq prétendait que c'est à cette influence que serait due la fréquence moindre (constatée par lui) de la tuberculose pulmonaire chez les musiciens de régiment que chez les hommes de troupe ; mais cette influence est-elle seule en cause et ne faut-il pas faire intervenir les autres conditions matérielles différentes (moindre service...) ?

2. Dans la tuberculose, il est utile de faire faire au malade des exercices de respiration profonde et méthodique pour le mettre à même de profiter au maximum des bienfaits de la cure d'air.

et, au premier rang de ceux-ci, la *fausse hypertrophie de croissance* (qui n'est autre chose qu'une insuffisance de développement thoracique), des accidents d'ordre anémique, les états cachectiques (où il faut favoriser la suralimentation oxygénée). Enfin l'asthme ne saurait qu'en être favorablement influencé comme l'indiqueraient certains travaux récents dont nous croyons utile de dire quelques mots en raison de la technique spéciale qui a été conseillée.

La rééducation et le traitement de l'asthme. — Saenger[1] qui a préconisé l'usage d'exercices respiratoires spéciaux pour combattre cette névrose se base sur les données suivantes : selon lui, dans ce cas, « le malade a de la dyspnée parce que son poumon est distendu et sa cage thoracique immobilisée, et les inspirations profondes, auxquelles le pousse le besoin d'air, aggravent la dyspnée en augmentant la distension des poumons et en immobilisant davantage le thorax ; » il s'agirait donc d'une sorte d'ataxie passagère de l'appareil respiratoire, qu'il serait logique de combattre par des méthodes analogues à celles que l'on emploie dans les autres cas d'incoordination motrice.

Voici comment Saenger procède :

Est-il appelé auprès d'un malade en proie à son accès, il lui expose d'abord, d'après sa théorie, les inconvénients et l'inutilité des inspirations pro-

---

1. Saenger, in *Munch. Klin. Wochenschri* .

fondes qu'il fait instinctivement; il s'attache, en outre, à faire renaître le calme dans son esprit en lui affirmant (et en le manifestant par la tranquillité et la placidité de sa propre attitude) que son état est absolument exempt de tout danger et susceptible d'une facile guérison ; ceci posé, il l'invite à effectuer des respirations lentes, superficielles, en comptant à haute voix, de façon à mieux régler les intervalles (par exemple le malade comptera 1, 2, 3, 4, fera une inspiration, reprendra son compte jusqu'à 10, respirera à nouveau [1], etc. ; ce rythme n'a d'ailleurs rien de fixe et tel malade peut aller jusqu'à 8, 9 ou 10 avant de faire une inspiration alors que tel autre ne peut dépasser 4) ; dans ces conditions l'accès cesserait rapidement.

Pour en empêcher le retour, on procéderait d'une manière analogue et un des premiers signes de l'amélioration produite serait une augmentation de la capacité respiratoire, telle qu'un asthmatique qui était obligé, au début, de faire une inspiration après avoir compté jusqu'à 4 ou 6, arriverait, au bout de quelques jours d'exercices, à ne faire une inspiration qu'après avoir compté jusqu'à 16, 18 ou 20. Dans ces conditions, la névrose ne tarderait pas à être jugulée d'une façon définitive.

Cette méthode est nouvelle, elle n'a encore été

----

1. On peut aussi, dans le but de créer en même temps une action suggestive, faire effectuer ces mouvements respiratoires dans un flacon à deux tubulures rempli ou non d'un mélange de substances aromatiques.

employée que par son auteur auquel elle a donné,
d'ailleurs, les plus beaux succès; on ne saurait donc
trop recommander d'en user à l'occasion; en supposant même que les théories pathogéniques, sur
lesquelles s'appuie Saenger, soient erronées, elle a
au moins le mérite d'exercer une heureuse diver-
sion sur les phénomènes nerveux qui existent dans
l'asthme d'une façon indubitable, sinon à titre de
cause efficiente exclusive, du moins à titre d'agent
important d'exagération des symptômes.

CHAPITRE II

RÉÉDUCATION DE L'APPAREIL CIRCULATOIRE [1]

Principes généraux et bases de la méthode — Sous le nom de rééducation du cœur, Lagrange désigne des pratiques à l'aide desquelles on peut rendre à l'appareil circulatoire la régularité de fonctionnement qui, dans certaines circonstances, peut être plus ou moins profondément troublée [2].

Le principe général sur lequel elle repose est le même que nous avons trouvé à la base de toute rééducation, quelle qu'elle soit, à savoir que « une modification, aussi passagère soit-elle, peut, en se reproduisant fréquemment, tendre à devenir plus ou moins durable, selon la loi d'accoutumance qui régit le fonctionnement de tous les organes ». En effet, pas plus que les fonctions de relation, les fonctions organiques n'échappent à cette loi : les sujets qui s'entraînent à un sport arrivent, par exemple, à contracter l'habitude d'une respiration

1. Consulter : Lagrange, *Traitement des affections du cœur par l'exercice et le mouvement.* Paris, 1903.

2. Nous ne parlerons pas ici de la reviviscence du cœur par le massage direct en cas de mort par syncope chloroformique : la question est trop spéciale et trop discutée.

ample, méthodique, profonde, qui persiste en-dehors des exercices, de même leur cœur n'est plus sujet aux mêmes dérèglements qui marquaient et arrêtaient les premiers essais.

Il est donc permis de se demander si, étant donné que l'éducation peut tant pour le perfectionnement d'une fonction normale, on ne pourrait pas, sous certaines conditions, en attendre des résultats analogues quand il s'agit de remédier à des altérations de la même fonction. — Telle a justement été, jusqu'à un certain point, l'idée directrice qui a guidé Oertel dans la conception de sa méthode, si discutée, de cure des cardiopathies par le mouvement et c'est elle que Lagrange a reprise et amplifiée dans ses travaux récents auxquels nous emprunterons la plus large partie de ce qui va suivre.

Pour comprendre les bases de la méthode, il est utile d'étudier d'abord schématiquement ce qui se passe dans les cardiopathies, tant fonctionnelles qu'organiques. — Dans ces conditions, on se rend facilement compte que, toujours, en dernière analyse, les accidents observés résultent de ce que le système circulatoire cesse de s'adapter aux besoins des diverses circonstances de la vie; or, dans la circulation, le cœur n'est pas tout, il s'en faut, et des troubles graves de la fonction peuvent coexister avec une intégrité anatomique complète de cet organe.

En effet, la circulation met en jeu toute une série de forces, les unes antagonistes, les autres synergiques de l'action de l'organe central et dont l'équilibre doit être parfait : « de même qu'un mouvement de réflexion d'un membre se fait également incorrectement si les muscles extenseurs antagonistes ne se contractent pas ou, au contraire, le font trop violemment, de même l'ondée sanguine devient irrégulière, déséquilibrée si la pression vasculaire présente des modifications excessives en plus ou en moins, elle reçoit alors des à-coups qui réagissent secondairement par voie d'excitation sur le myocarde pour aggraver encore les troubles ». Il y a donc une identité absolue avec ce qui se passe dans l'ataxie locomotrice, or nous avons vu ce que peut dans ce cas la rééducation.

Le but à atteindre, dans le cas particulier des troubles circulatoires, est donc de rétablir l'équilibre de tout un système complexe que l'on peut schématiser comme composé de l'impulsion cardiaque, de la contraction des vaisseaux périphériques, de la vis a tergo, de l'expression musculaire et de l'aspiration thoracique, toutes ces forces étant étroitement solidarisées entre elles, au point de vue du fonctionnement, par l'intermédiaire du système nerveux, qui recueille les excitations parties de tous les points de l'organisme et, en particulier, de la tunique interne des vaisseaux et du cœur, à ramener l'excitabilité, le rythme et la force de la contraction cardiaque à la normale, et à supprimer les obstacles périphériques de quelque espèce qu'ils soient.

Pour arriver à ce but il suffit d'exercices convenablement conçus et dirigés, dont les effets, d'abord purement passagers, arrivent, comme nous l'avons déjà dit, à persister pendant un temps de plus en plus long et, enfin, à être définitifs. A ce moment, même si on n'a pu agir sur la cause première des accidents, le résultat fonctionnel obtenu n'en est pas moins fort important et le malade obtient de l'organe lésé des services qu'il aurait été dans l'impossibilité d'en attendre s'il ne l'avait pas exercé spécialement.

Mais, et il faut bien insister sur ce point particulier, pour bien faire comprendre la portée et la signification réelle de la méthode, de même que chez le tabétique auquel on réapprend la marche, le but que l'on se propose n'est pas d'augmenter la force des membres inférieurs, mais d'enseigner simplement aux muscles à utiliser celle dont ils sont pourvus, de même « chez le cardiaque on ne fait que révéler des aptitudes qui seraient demeurées latentes faute de culture ». C'est par ce caractère que les conceptions actuelles s'éloignent essentiellement de celles d'Oertel.

TECHNIQUE

Ceci posé, étudions les moyens de remplir les diverses indications qui se posent en présence d'affections cardiaques.

1° *Diminution de l'émotivité cardiaque.* — Au

point de vue clinique, ce trouble se manifeste par de l'arythmie, des battements violents et désordonnés. Il est extrêmement important de le prendre en considération pour toute une série de raisons :

a) Il peut, à lui seul, créer de toutes pièces des cardiopathies fonctionnelles ; c'est, par exemple, par lui que s'explique le retentissement des troubles dyspeptiques sur le fonctionnement de l'appareil cardio-vasculaire, si remarquable chez certains sujets, alors qu'il est nul chez d'autres ;

b) Lors des cardiopathies organiques, c'est encore lui qui explique que, à lésions égales, deux sujets différents soient inégalement impressionnés au point de vue fonctionnel ;

c) Enfin, dans les cas où il y a lieu de restituer au myocarde l'énergie perdue, à la suite d'une maladie de longue durée, par exemple, il faut toujours songer à la possibilité de réveiller cette émotivité avec ses dangers par des manœuvres intempestives.

Pour supprimer ce symptôme, la meilleure méthode consiste dans le massage superficiel de la région précordiale et surtout dans l'emploi des vibrations rapides par séances de une à deux minutes au plus.

2° *Stimulation de la paresse cardiaque.* — Dans ce cas, c'est aux exercices actifs qu'il faut s'adresser. L'emploi de ce moyen a, en outre, pour avantage de « desserrer les barrages périphériques, » en raison de l'action vaso-dilatatrice puissante du travail musculaire qui permet le passage d'une plus grande quantité de sang dans un temps donné qu'à l'état de repos.

Mais, pour obtenir ce double résultat, il faut agir d'une manière méthodique, car si on manque de mesure, on risque de produire des effets inverses de ceux que l'on désire et d'aggraver la situation du malade : c'est, d'ailleurs, sur une constatation de cet ordre que reposent les principales objections faites à Oertel, à propos de sa cure de terrain.

Or la cause de cet effet secondaire nuisible consiste, d'une part, dans la mise en jeu intempestive de l'émotivité cardiaque et, d'autre part, dans la stase qui tend à se produire dans le système veineux des muscles en état de contraction permanente : *il faut donc, dans les exercices employés, savoir éviter absolument ces deux actions.*

Pour cela, au début du traitement, on n'emploiera que des mouvements actifs extrêmement légers : or, dans la cure de terrain, et d'une manière générale, dans tous les exercices de la vie ordinaire, les plus faibles des mouvements exécutés exigent encore une énergie relativement considérable (l'effort le plus faible exécuté dans ces conditions est représenté par la force nécessaire pour la translation du poids du corps).

Avec les exercices de la pratique suédoise, au contraire, *grâce à la localisation, au fractionnement de l'effort et à la graduation des résistances,* on peut produire des mouvements analogues, quant à la forme, aux mouvements de la vie ordinaire, mais ne nécessitant qu'une force de 1 à 10 kilogrammes pour commencer : c'est donc à eux qu'il faut s'adresser exclusivement au début.

On fera donc exécuter au malade couché des mouvements de flexion et d'extension du pied sur la jambe, de la jambe sur la cuisse, etc., en ayant soin de fixer le segment de membre sus-jacent à celui qui est exercé ou bien de placer le membre dans une attitude telle que soit évitée sûrement la mise en jeu, en vertu des synergies fonctionnelles instinctives [1], d'autres muscles que ceux que l'on veut faire travailler, ce qui constituerait pour le cœur une source de travail non prévu et échappant à tout dosage.

Quant aux mouvements de flexion et d'extension du tronc en avant et en arrière (mouvements thoraco-abdominaux), il faut toujours les éviter, surtout au début, car ils sont la cause d'une grande gêne respiratoire et réveilleraient, de ce chef violemment l'excitabilité cardiaque.

Quand ce travail initial pourra être reproduit

---

1. On sait, en effet, que chaque fois qu'on exécute un travail auquel on n'est pas habitué, fût-il en lui-même très léger, on arrive à ressentir une courbature généralisée, c'est-à-dire atteignant une série de muscles qui n'auraient pas dû prendre part au travail. — Cela est particulièrement vrai quand il s'agit d'actes qui mettent en jeu le membre supérieur : on s'efforce alors instinctivement d'en immobiliser tous les segments pour donner des points d'appui solides aux muscles qui sont réellement utiles ; ainsi s'explique que l'on rougisse (par stase veineuse due à l'immobilisation du thorax) lors d'un effort qui devrait être purement digital, tel que celui que nécessite l'acte de casser une noisette entre les doigts.

sans exciter de réaction cardiaque, on fera intervenir des résistances de plus en plus considérables lors de son exécution, puis on compliquera les exercices ; de cette façon, non seulement on arrivera à tonifier le myocarde sans provoquer à aucun moment d'accidents attribuables à l'hyperexcitabilité cardiovasculaire, mais encore on en aura fait la thérapeutique préventive en « blasant » la sensibilité de cet appareil.

Ce n'est qu'à ce moment que l'on pourra employer la cure d'Oertel, dont l'indication, ainsi comprise, est tout à fait accessoire. Tous les actes de la vie ordinaire peuvent alors être repris et il en est de même de la pratique de quelques exercices sportifs particuliers, mais sous un certain nombre de réserves : on interdira, d'une façon générale, d'y apporter le moindre esprit de lutte et, en outre, *on éloignera les malades de tous ceux qui nécessitent des mouvements de grande vitesse* (tels que l'escrime, la paume, le tennis...), *de ceux qui nécessitent des contractions prolongées ou énergiques d'un grand nombre de muscles*[1] (tels que gymnastique aux agrès, haltères, emploi des appareils élastiques d'entraînement, gymnastique en chambre sans appareils selon la méthode de Schreber) et, enfin, *tout exercice auquel*

---

1. Dans ces conditions, en effet, le sang stagne dans les veines des muscles, et, en outre, la petite circulation est ralentie du fait du maintien prolongé de la poitrine en position d'inspiration forcée, la glotte fermée : il y a donc là une double source de travail exagéré pour le cœur.

le malade n'était pas accoutumé avant sa maladie[1].

3° *Régularisation du rythme des battements cardiaques.* — Les pratiques que nous venons d'étudier ont une puissante action indirecte sur le rythme des mouvements cardiaques, mais il est utile de connaître et d'utiliser, en outre, l'action régulatrice qu'exercent sur eux les mouvements respiratoires amples et réguliers : « le cœur arrive alors à suivre la mesure que lui bat le poumon ».

On fera donc faire au malade des mouvements de respiration *lente et profonde*, exécutés au commandement et accompagnés de mouvements actifs d'élévation et d'écartement des bras ou mieux de mouvements passifs de soulèvement imprimés aux moignons des épaules par un aide (on peut encore utiliser avec avantage dans ce sens les machines spéciales de Zander qui sont réglées de façon à faire effectuer dix respirations à la minute)..

Dans toutes ces manœuvres, enfin, il est bon de toujours s'attacher à faire coïncider les mouvements d'inspiration avec le premier temps de la révolution cardiaque et l'expiration avec le deuxième.

4° *Régularisation de la circulation périphérique.* — Toutes les pratiques que nous avons envisagées en visant plus spécialement d'autres indications sont susceptibles de contribuer fortement à régulariser la circulation générale :

1. C'est lorsque l'on n'est pas habitué à un exercice que l'on fait travailler un nombre exagéré de muscles : d'où des modifications considérables dans la statique sanguine.

a) La gymnastique respiratoire, par l'intermédiaire de l'aspiration thoracique qu'elle provoque, facilite le retour du sang veineux de la grande circulation au cœur droit et, en outre, elle favorise, par ses mouvements alternatifs, la petite circulation ;

b) Les mouvements actifs, du fait de leur action vaso-dilatatrice, augmentent la facilité de passage du sang dans les vaisseaux périphériques ; ils sont donc hypotenseurs et se montrent, par suite, « de puissants auxiliaires de la systole ventriculaire » ; ils exercent, en outre, une puissante action sur la circulation dans les veines (toutefois, pour que ce résultat soit obtenu, il faut que *les contractions soient intermittentes et non pas prolongées*, car il se produirait alors une stagnation préjudiciable du sang dans la circulation en retour [1]).

En outre de tous ces moyens indirects, nous pouvons, enfin, exercer sur la circulation en général une puissante action auxiliatrice par les mouvements passifs et les diverses manœuvres massothérapiques.

a) *Par les mouvements passifs des membres*, on

1. Nous avons vu, et on ne saurait trop y insister, combien il faut être prudent et méthodique dans l'emploi de ces mouvements si on veut obtenir le maximum des effets utiles et ne pas risquer de nuire. Ce dernier résultat est à redouter surtout avec les efforts thoraco-abdominaux, avec les mouvements trop rapides, trop violents ou trop prolongés, mettant en jeu un trop grand nombre de synergies. — Ils sont donc dangereux en cas d'excitation cardiaque ou de compression vasculaire. — Certains actes, tels que tenir un poids, même léger, à bras tendu, sont particulièrement mauvais.

agit surtout sur le système veineux, dont on amène la déplétion plus complète du fait des alternatives d'aspiration du sang par allongement des veines et de refoulement par leur compression, actions que régularise utilement le jeu des valvules ; en outre il se produit en même temps une excitation des fibres lisses, qui constitue le véritable mode de rééducation de la paroi du vaisseau et par lequel s'explique la persistance, au bout de quelque temps, des résultats obtenus d'une manière d'abord purement passagère.

b) *Par les pratiques massothérapiques*, on peut agir sur les vaisseaux de tous ordres : quand on emploie les *manœuvres de force* (pétrissage...) on utilise surtout une action mécanique de refoulement du sang veineux[1] ; avec les *manœuvres légères et superficielles* (frictions...) on s'adresse plutôt aux effets physiologiques produits par l'intermédiaire des nerfs vasodilatateurs ; enfin les *vibrations* portées sur tout un segment de membre, ou même sur une partie très étendue du corps, produisent successivement la constriction, puis la dilatation des artérioles et surtout des veines, c'est-à-dire successivement l'évacuation complète du sang stagnant et l'augmentation de la vis a tergo. *Quant aux manœuvres de massage saccadé (hachures, tapotements),*

---

1. Le massage abdominal est particulièrement important comme moyen d'amener la déplétion du système porte : c'est un moyen de combattre une des trois hypertensions (pulmonaire, portale et aortique) de Huchard.

elles ne devront jamais être employées, car elles risquent toujours de réveiller l'émotivité cardiaque.

Telles sont, décomposées et réparties schématiquement d'après les principales indications, les diverses méthodes propres à ramener, par un entraînement progressif, l'équilibre dans les fonctions de l'appareil circulatoire.

Si on veut résumer maintenant les pratiques employées et en donner une vue synthétique d'ensemble, on peut dire qu'elles constituent une gamme que l'on doit monter lentement, progressivement et méthodiquement et dont les tons successifs sont représentés par : les manœuvres de massage de plus en plus étendu, les mouvements passifs d'abord localisés aux extrémités et au thorax, puis de plus en plus étendus et complexes, les mouvements actifs progressivement accrus en étendue et effectués avec des résistances de plus en plus fortes, les marches en terrain plat de durée de plus en plus longue, et, enfin, s'il y a lieu, la cure de terrain d'Oertel, celle-ci constituant le prélude de la reprise de la vie ordinaire presque normale.

Avec la cure ainsi comprise, outre les avantages spéciaux que nous avons étudiés, on en obtient encore d'autres, qui, pour être indirects, n'en sont pas moins appréciables : elle active, en effet, la nutrition générale et, de ce chef, diminue considérablement les auto-intoxications si fréquentes chez tous les cardiaques, vrais ou faux, et qui provoquent, aggravent ou perpétuent les accidents dont ils souffrent.

Si enfin, à tout cela, on a soin d'ajouter quelques pratiques psychothérapiques propres à supprimer l'état d'angoisse morale si fréquent chez ces malades, on aura rempli toutes les indications nécessaires pour leur soulagement.

INDICATIONS. — Les cas dans lesquels la rééducation de l'appareil circulatoire doit être employée sont multiples : ils sont d'ailleurs, d'une manière générale, caractérisés bien moins par leur étiologie (organique ou non) que par leurs caractères cliniques : ce sont, en somme, tous les troubles de la circulation, quelle qu'en soit la cause. Il est donc inutile de donner une liste de maladies, l'*indication est purement symptomatique.*

Quant à ce qui touche les indications spéciales de tel ou tel ordre de manœuvres, l'étude qui précède suffit amplement à l'établir.

CONTRE-INDICATIONS. — Plus importante est la question des contre-indications, car il ne faut pas oublier que « dans aucun autre groupe de maladies les effets thérapeutiques nuisibles ne suivent d'aussi près les effets utiles » que dans les troubles de l'appareil circulatoire. Or ces contre-indications sont de deux ordres : absolues et relatives.

Les premières sont rares et purement momentanées : ce sont les affections aiguës, les maladies fébriles et, enfin, les paroxysmes et les crises qui « portent parfois à une intensité effrayante le degré de dyspnée ou la tendance aux syncopes ».

Les secondes, c'est-à-dire celles qui ne s'adressent

qu'à l'emploi de certaines manœuvres, sont, au contraire, extrèmement nombreuses et importantes, car tout, dans cette méthode, est affaire de tact clinique, de doigté et de dosage.

Heureusement il existe un double criterium clinique grâce auquel on peut reconnaître à temps que les effets utiles sont sur le point d'être dépassés : c'est, d'une part, l'*accélération du pouls* (qui ne doit pas augmenter de plus de 8 à 10 pulsations à la minute et doit reprendre son rythme ordinaire tout de suite après la cessation des exercices), et, d'autre part, l'*essoufflement* qu'il ne faut pas confondre avec la dyspnée. Il est caractérisé, en effet, par l'augmentation de la durée de l'inspiration, il diffère donc de la dyspnée vraie qui est caractérisée par l'accélération des mouvements respiratoires, mais avec conservation de leur forme normale et du rapport ordinaire de leurs diverses parties ; celle-ci est loin d'avoir une valeur analogue à celle de l'essoufflement et, au contraire, elle constitue une indication de recourir aux bons effets de la rééducation de l'appareil circulatoire.

Il existe toutefois deux grandes circonstances où le double criterium que nous venons de donner est en défaut et où il faut savoir éviter certaines manœuvres : ce sont d'abord les cas où il y a tendance aux syncopes (insuffisance aortique)[1], les mouve-

---

1. En effet ces exercices amènent dans la circulation encéphalique une déplétion active qui est à éviter chez ces malades en état d'anémie cérébrale constante.

ments d'aspiration thoracique profonde sont alors dangereux ; et enfin ceux où il s'agit de malades sujets à l'angine de poitrine, les mouvements actifs des membres supérieurs et surtout du bras gauche pourraient alors ramener des accès; il faut donc les éviter.

Telles sont les contre-indications d'ordre général et spécial ! Si on les a toujours à l'esprit, et si on sait s'attacher à saisir le moindre symptôme de menace d'effet nuisible, si, d'autre part, on a soin de suivre méthodiquement la progression que nous avons indiquée pour la direction de la thérapeutique rééducation, non seulement on sera à l'abri de tout accident, mais encore on aura la certitude d'arriver à être utile au malade, de soulager toujours considérablement ses souffrances et même d'obtenir souvent une guérison fonctionnelle complète.

CHAPITRE III

RÉÉDUCATION DANS LES TROUBLES DES FONCTIONS D'ÉMONCTION

Il serait évidemment abusif de considérer comme des méthodes de rééducation proprement dites l'emploi des substances opothérapiques dans les cas d'insuffisance glandulaire, quels qu'ils soient; nous n'avons donc à mentionner que l'intervention de pratiques éducatives spéciales dans le traitement des incontinences et rétentions des matières excrémentitielles; nous y ajouterons, en outre, l'étude superficielle d'un accident curieux qui, par ses caractères cliniques, se rapproche vaguement des accidents d'élimination du contenu de l'appareil digestif et, au point de vue pathogénique exact, constitue une sorte de tic, nous voulons parler de ce que Mathieu, après Bouveret, a décrit sous le nom de *Rot à déclanchement*.

I. — RÉÉDUCATION INTESTINALE

Le principe de l'emploi de la rééducation intestinale réside dans cette constatation d'ordre pathogénique que la plupart des constipations résultent d'habitudes vicieuses invétérées de se retenir et de résister aux sollicitations qui caractérisent le « besoin » de défécation. Or ce qu'une éducation vicieuse a pu faire, la rééducation doit pouvoir le défaire.

Pour ce qui est des pratiques à employer, elles sont au nombre de six, que l'on doit mettre *simultanément* à profit ; les voici :

1° Avant tout, il faut créer chez le malade cette conviction que les pratiques répétées d'exonération par des moyens artificiels, qu'il a employées d'une manière constante et abusive, sont antiphysiologiques et devraient être réservées à des cas spéciaux, bien déterminés et purement passagers ;

2° Le malade doit se lever à heure fixe : cette condition est indispensable pour la bonne réalisation des suivantes ;

3° Il faut contracter l'habitude de se présenter à la garde-robes à une heure déterminée, qu'il y ait ou non sensation de besoin, et à ce moment seulement ;

4° Cette heure sera choisie d'après les commodités du malade, mais la meilleure est trois quarts d'heure à une heure après le lever. A ce moment, en effet, la vis a tergo, exercée par l'accumulation des déchets dans l'intestin pendant les longues heures de la nuit, doit être à son maximum ; en outre, les mouvements du tronc, nécessités par l'habillement, contribuent à réveiller, du fait d'un réel auto-massage, la contractilité des muscles qui président à la défécation ; enfin l'ingestion du premier repas sollicite vivement la sécrétion des glandes et du péristaltisme sur toute la hauteur du tractus gastro-intestinal ;

5° On aidera encore à ces pratiques en faisant absorber, un quart d'heure après le lever, un verre d'eau fraîche et en faisant absorber au petit déjeuner, qui sera pris un quart d'heure plus tard, une quantité d'aliments relativement copieuse (lait, pain, beurre, miel) et contenant des graisses ou des sucres. C'est un quart d'heure après ce repas que serait le moment le plus favorable ;

6° Enfin l'alimentation devrait, d'une façon générale, être riche en débris qui sollicitent vivement la contraction intestinale : elle sera donc copieuse et à prédominance végétarienne.

II. — RÉÉDUCATION DANS L'INCONTINENCE D'URINES

Il existe des cas où les troubles de l'émission des urines relèvent d'altérations médullaires et nous avons eu l'occasion de montrer, à propos de l'ataxie, ce que peut la rééducation dans ces circonstances et quelles méthodes elle emploie, nous n'y reviendrons donc pas.

A côté de cela, il est nombre de troubles de même ordre qui relèvent de lésions organiques d'un point quelconque de l'arbre urinaire, ce n'est alors que de la suppression directe de celles-ci qu'il faut attendre la guérison fonctionnelle.

Il ne nous reste donc à nous occuper ici que des cas où aucun trouble du genre de ceux que nous venons d'énumérer ne se retrouve à l'origine de l'accident à combattre, ce sont ces cas qui correspondent à ce que l'on a appelé les *troubles essentiels de la fonction urinaire*.

Ils sont presque exclusifs à l'enfance et, dans celle-ci, ils n'atteignent que les sujets à hérédité névropathique chargée. Au premier rang, s'en place un qui n'est pas tout à fait l'incontinence, mais s'en rapproche notablement, c'est la *pollakiurie essentielle*: les mictions, dans ce cas, sont d'une extrême fréquence et se montrent dans des conditions telles, que, s'il n'est pas possible de satisfaire de suite au besoin, l'émission se produit dans les vêtements ou dans le lit; en pareille circonstance, le traitement rééducateur consistera surtout en manœuvres de distension de la vessie avec des quantités croissantes de liquide, de manière à diminuer la sensibilité de la muqueuse, à restituer la capacité fonctionnelle du réservoir et à réveiller la vigilance du sphincter (cette manœuvre a, d'ailleurs, en outre, une importance de premier ordre pour l'établissement du diagnostic pathogénique exact de l'affection).

Dans l'*incontinence diurne*, il s'agit le plus souvent d'une simple paresse ou d'une excessive distraction : il suffira alors d'employer une sévérité ferme, sans exagération, et, en outre, de faire présenter l'enfant régulièrement sur le vase, pour voir rapidement les images de besoin de miction arriver jusqu'aux centres supérieurs, être prises en considération et exciter l'effort volontaire nécessaire pour empêcher l'émission de se faire spontanément par acte réflexe médullaire simple.

Avec l'*incontinence nocturne* (qui serait plus exactement dénommée *miction involontaire nocturne*) la question est un peu plus complexe : tout d'abord, il est des cas où ce trouble est lié à celui que nous venons d'étudier et alors le traitement diurne aura déjà par lui-même une influence appréciable, toutefois, il sera bon d'y ajouter les pratiques suivantes qui, à elles seules (ou aidées, dans les cas rebelles, de quelques pratiques physiothérapiques ou médicamenteuses) constituent le traitement de l'incontinence nocturne simple. Le point essentiel, en pareil cas, est de rendre au jeune sujet la confiance en lui-même : pour cela on évitera absolument toute sévérité inconsidérée, qui ne pourrait qu'augmenter la névropathie, et surtout on *tâchera de procurer au malade quelques nuits sèches.* Dans ce but, on rendra le sommeil léger en faisant ingérer au jeune sujet un peu de thé ou de café au coucher et en le faisant dormir sur un lit dur, la tête plus basse que les membres inférieurs. Enfin il sera utile de le réveiller un peu avant les moments où on aura observé que se produit habituellement l'émission involontaire; dans ces conditions, le malade arrivera souvent à prendre l'habitude de se réveiller spontanément, ce sera un acheminement vers la guérison (Le Gendre).

En somme, en procédant comme nous venons de l'indiquer, on aura rétabli le contrôle vigilant de la volonté sur des sensations qui, comme nous l'avons vu dans l'introduction, ne doivent jamais être complètement hors du champ de la conscience : il s'agit donc bien d'une réelle éducation.

III. — RÉÉDUCATION DANS LE ROT A DÉCLENCHEMENT

(Syn. : rot en salve, aérophagie)[1]

Sous ce nom on désigne la production de renvois gazeux, sonores, *inodores*, par voie buccale qui se produisent chez certains dyspeptiques par séries et constituent pour eux une fort gênante infirmité.

Ils peuvent souvent être provoqués à volonté par le malade ou bien par l'attouchement de certains points déterminés, au premier rang desquels vient l'épigastre (c'est cet attouchement qui constitue le déclenchement). Ils se rapprochent enfin du tic en ce qu'ils s'accompagnent avant leur production d'une sorte d'angoisse (que le malade rapporte à tort à la plénitude gastrique) et en ce qu'ils ne se produisent jamais pendant le sommeil et que le malade peut les éviter lorsqu'il est en société.

Ces derniers signes, joints aux résultats de l'ana-

1. Voir *Comptes Rendus Soc. méd. des hôp.*, 2 mars 1901 (Mathieu et Follet) — et 8 mars 1901 (Soupault) ; — Mathieu, *Gaz. hôp.*, 16 octobre 1902.

lyse des gaz rejetés, faisaient déjà prévoir qu'il ne s'agissait pas de l'évacuation de fluides fabriqués dans l'estomac ; mais Mathieu et ses élèves (Follet, Roux...) ont eu le mérite d'en montrer le véritable mécanisme : sous l'influence de la gêne ressentie lors de la digestion, et, plus tard, sous l'influence d'une simple excitation réveillant les images de cette gêne, « le malade fait d'abord des mouvements de déglutition, caractérisés par des mouvements successifs d'élévation et d'abaissement du larynx, puis une gorgée d'air est expulsée bruyamment et ainsi de suite, quelquefois indéfiniment ». Cette déglutition primitive de l'air est d'ailleurs inconsciente ; et enfin, dernier caractère distinctif, le malade ne peut réaliser les accidents d'aérophagie et de rot consécutif si on lui fait garder la bouche ouverte.

Le traitement doit s'inspirer de ces données de pathogénie : en présence d'un malade atteint de l'affection qui nous occupe, « il faut, avant tout, après avoir dépisté l'aérophagie, convaincre le malade de ce qui se passe et lui démontrer qu'il avale de l'air. On lui dira — ce qui est vrai — que le contenu d'un estomac, si gazogènes que puissent être ses fermentations, ne pourrait jamais, bien loin de là, fournir une quantité de gaz aussi considérable[1], ainsi que le démontrent les fermentations in vitro du contenu de l'estomac évacué par la

1. Bardet en a recueilli 300 litres dans un cas.

sonde. On cherchera à provoquer une crise; on lui fera constater les mouvements d'élévation et d'abaissement du larynx au premier temps du rot aérophagique, mouvements semblables à ceux qui se produisent quand on déglutit une gorgée de salive. On lui montrera, à l'aide d'une bougie, qu'il n'y a pas à ce moment expulsion de gaz par la bouche; on lui fera constater qu'il ne peut plus roter s'il maintient la bouche ouverte.

« Si le malade est convaincu, la guérison de l'aérophagie est presque certaine, et on restera en présence de phénomènes dyspeptiques simples dégagés de cette complication et d'un nervosisme plus ou moins marqué. On traitera ces deux éléments par un régime et une médication appropriés.

« Dans les cas graves, chez des hystériques qualifiés, il peut être utile d'avoir recours à l'isolement[1]. »

1. Le hoquet hystérique présenterait souvent une pathogénie analogue.

CINQUIÈME PARTIE

RÉÉDUCATION DANS L'IDIOTIE

Que l'on définisse l'idiot, d'après le sens étymologique du mot, comme « un être isolé du reste de la nature », ou, d'après les caractères cliniques de ses tares, comme « un être caractérisé essentiellement par l'insuffisance du développement des fonctions physiques, relativement à la normale, insuffisance à laquelle peut ou non s'ajouter une perversion des fonctions psychiques[1] », il est impossible de fixer des limites nettes au cadre pathologique auquel il appartient. Il groupe, en effet, des individus auxquels manquent même les instincts les plus élémentaires à côté d'autres qui présentent à l'état rudimentaire toutes les facultés instinctives, intellectuelles et morales et d'autres enfin chez qui les troubles observés consistent surtout dans le manque de proportions et la désharmo-

---

[1] L'idiotie est nettement différenciée de la folie, comme l'exprime l'excellente formule d'Esquirol : « L'homme en démence est privé des biens dont il jouissait autrefois, c'est un riche devenu pauvre ; l'idiot a toujours été dans l'infortune et la misère. »

nie exagérée de ces facultés (idiotie profonde, idiotie simple, imbécillité, débilité mentale, arriération...)

Quels qu'ils soient, d'ailleurs, ces tristes êtres, ainsi caractérisés, considérés parfois comme des bouffons ou, au contraire, comme des souffre-douleurs, ont été, le plus souvent, jusqu'à nos jours, regardés comme des objets d'horreur, de répulsion et de crainte et relégués dans des asiles spéciaux, véritables prisons, où on leur donnait tout au plus les soins hygiéniques strictement nécessaires à l'entretien de leur misérable vie physique.

Cependant, dès le commencement du xix° siècle, Itard, par de persévérants efforts, était arrivé à relever notablement l'intelligence d'un idiot profond resté célèbre sous le nom du Sauvage de l'Aveyron[1]; plus tard Seguin reprit ces travaux[2], mais il fallut toute l'énergie et l'activité de Bourneville pour triompher enfin du scepticisme (à peine disparu, d'ailleurs, de nos jours, même dans des milieux très éclairés), et pour réaliser la création d'établissements et de services hospitaliers spéciaux pour l'application des méthodes d'éducation destinées à améliorer le sort de ces déshérités[3].

La conception de la rééducation des idiots n'est

1. Voir *Rapp. et mém. sur le Sauvage de l'Aveyron*, par Itard (in *Bibl. d'Éduc. spéc.*).
2. Cf. *Rapp. et mém. sur l'Éducation des enfants anormaux*, par Seguin (*Id.*).
3. Cf. *Assistance et traitement des enfants idiots et arriérés*, par Bourneville (*Id.*).

Consulter encore : Hamon du Fougeray et Couétoux ; *Man. prat. d'Enseign. spéc. aux Enf. anorm.*

pourtant pas, à y regarder de près, aussi paradoxale qu'elle le semble à première vue, nous avons déjà eu l'occasion de le faire remarquer; n'y a-t-il pas, en somme, une grande analogie entre l'aspect de l'enfant normal au début de sa vie et celui de l'idiot profond? Tous deux sont dans un état de demi-somnolence continuelle, dont ils ne sortent que pour pousser des cris traduisant leurs besoins organiques, tous deux se souillent de leurs excréments, tous deux sont complètement étrangers aux choses et aux gens qui les entourent. — Or, le premier arrive, d'une manière relativement rapide, à sortir de cet état, en apparence par ses seules forces, et, en réalité, comme nous l'avons établi, du fait d'une réelle éducation dans laquelle les efforts sont considérablement facilités grâce à la persistance d'acquisitions ataviques. Ne serait-il donc pas possible, en procédant méthodiquement, en s'attachant minutieusement aux moindres détails de cette progression, d'arriver à un résultat analogue dans le second cas.

La seule objection que l'on puisse faire est que le système nerveux présente alors des troubles organiques qui ne se rencontrent pas à l'état normal; mais nous savons que l'établissement de suppléances est presque de règle en pathologie nerveuse : or, pour développer celles-ci, il faut se rappeler ce principe absolu de biologie que ce sont les fonctions qui créent les organes. Le tout est donc de procéder convenablement et avec méthode.

"Pour ce qui est des pratiques à employer, leur principe est extrêmement simple à schématiser : elles doivent rappeler et reproduire les mille détails infinis, perceptibles seulement pour un observateur entraîné, que présente l'évolution normale de l'enfant. Or nous savons que c'est par les sensations que s'acquièrent toutes les fonctions intellectuelles et que, au premier rang de celles-ci, au point de vue de l'importance, tant dans la genèse des opérations psycho-motrices que dans leur équilibration, se trouvent les sensations fournies par le sens musculaire[1], c'est donc à développer celui-ci que nous devrons tout d'abord nous attacher. Ensuite, une fois les premières notions introduites dans le cerveau, c'est sur la faculté d'imitation qu'il faudra compter pour assurer la reproduction des actes.

Dès lors le programme général de la rééducation se résume, selon la très exacte et très complète formule de Bourneville : « *Conduire un enfant, incapable de marcher et de se servir de ses mains, gâteux, dépourvu d'attention et ne sachant pas parler, de l'éducation du système musculaire à celle du système nerveux et des sens, de celle des sens aux notions, des notions aux idées, des idées à la moralité.* »

---

1. On a vu que c'est lui qui est chargé de corriger les erreurs de la vision et de lui venir en aide pour la conception des idées de relief, de distance, de volume, de poids. De même l'accomplissement des mouvements n'est pas possible sans son contrôle ; en particulier, dans la marche, l'équilibre est essentiellement fonction de sens musculaire actif et vigilant.

Voici maintenant, d'après le rapport du même auteur, au Congrès d'Assistance de Lyon (1894), l'exposé succinct des pratiques de cette méthode, dite par lui *médico-pédagogique*, dans le cas le plus complet, celui de l'idiotie complète.

a. — ÉDUCATION DE LA MARCHE

« On commence par soumettre les différentes jointures du membre inférieur à des exercices de flexion et d'extension alternatives, les muscles sont massés doucement, les membres sont soumis à des frictions stimulantes. Puis l'enfant est placé sur un fauteuil-balançoire particulier ; les jambes allongées vont frapper sur une planche verticale formant une sorte de tremplin. Cet exercice donne de la souplesse, de l'élasticité, de la force aux membres inférieurs. Au bout de quelques jours l'enfant s'y habitue et le plaisir qu'il éprouve à se balancer compense peu à peu l'ennui du tremplin. »

De la sorte on a éduqué le sens musculaire en ce qui concerne les attitudes prises par les membres inférieurs et les pressions diverses auxquelles ils sont soumis.

On habitue ensuite l'enfant à se tenir debout, le corps soutenu par des barres parallèles. Puis, en restant toujours dans les mêmes conditions de statique, on fait soulever alternativement les deux pieds, puis faire de petits pas. Quand ces mouvements sont exécutés convenablement, « on met l'enfant dans un chariot proportionné à sa taille et on multiplie les exercices de marche ».

Plus tard, enfin, on complique ces exercices en supprimant les supports, c'est-à-dire en ajoutant aux mouvements des membres, les efforts de coordination qu'exige l'équilibre du tronc. Puis on exerce l'enfant à sauter, à monter, à descendre des marches, etc.

b. — ÉDUCATION DE LA MAIN

Quand l'enfant ne sait pas se servir de ses mains, n'oppose pas le pouce aux autres doigts, laisse échapper les objets qu'on veut lui faire saisir, on a recours aux moyens suivants :

a) « On le soumet d'abord à la gymnastique Pichery, en débutant par les *exercices des échelles*[1]. Le professeur fait saisir un échelon de chaque main, en ayant soin de maintenir le pouce en dessous, car l'enfant, laissé à lui-même, appliquerait tous ses doigts sur la partie supérieure de l'échelon et il les maintient avec les siennes.

« On lui fait alors exécuter différents mouvements : *en position et debout, assis, en avant, en arrière*. Outre que cette gymnastique sert à l'éducation de la main, elle enseigne au malade un certain nombre de notions : assis, debout, en avant, en arrière... Et comme ces mots sont répétés par

---

1. Dans ces exercices le sujet est placé entre deux échelles de corde.

la maîtresse, répétés par des enfants plus avancés, qui fonctionnent en même temps, ces exercices servent, par imitation, à l'éducation de la parole, ils complètent l'éducation de la marche et augmentent la force musculaire.

« Quand l'enfant a appris ces exercices élémentaires, on lui enseigne les mouvements d'extension du corps en avant, en arrière, la pointe des pieds ou les talons reposant sur le sol, ou les mêmes mouvements les pieds étant fixés sur le premier échelon de chaque échelle. Viennent ensuite des mouvements compliqués. Enfin, on a recours aux ressorts avec lesquels on exécute une partie des mouvements dont nous venons de parler. »

b) « Parallèlement l'enfant est exercé à tenir des bâtonnets de 10 centimètres de longueur, et de 2 centimètres, de 1 centimètre, de 1 millimètre de diamètre... ou des planchettes d'épaisseurs variables ou des boules de 4, 5, 2, 1 centimètre de diamètre de façon à exercer tous les muscles des doigts et de la main... »

C. — ÉDUCATION DU TOUCHER

« Déjà les exercices précédents ont rendu la main plus habile et l'ont préparée à acquérir des notions plus délicates. Voici quelques-uns des moyens employés dans ce but : on plonge la main dans de l'eau chaude, dans de l'eau froide (notion de température); on fait passer la pulpe des doigts sur une surface rugueuse et sur une surface très douce, puis sur des surfaces intermédiaires (gros drap, soie, bois, etc.); on fait toucher des étoffes diverses en commençant par les plus visibles qui sollicitent vivement l'attention (cahier des étoffes).

« On apprend à l'enfant à *boutonner*, en se servant de deux bandes de drap, l'une percée de larges boutonnières, l'autre munie de gros boutons; à lacer, au moyen d'une bottine dont les œillères ont près de 1 centimètre de diamètre et sont alternativement entourées de cuir rouge et bleu pour indiquer à l'enfant le chemin qu'il doit faire suivre à deux cordons rouge et bleu; *à nouer* à l'aide d'une planchette sur laquelle sont disposés des cordons de plusieurs couleurs... »

d. — ÉDUCATION DE L'ATTENTION

« Le défaut d'attention chez l'idiot est lié à l'inconscience du danger, à l'absence de l'instinct de conservation : c'est là un des principaux caractères de l'idiotie complète, si ce n'est même le plus important. Douer d'attention l'idiot absolument inattentif, c'est réaliser pour son éducation un progrès incontestable. Cette inattention est telle parfois que les idiots n'ont même pas l'impression d'un aliment à saisir pour satisfaire le besoin de la faim, d'un danger à écarter pour défendre leur existence. Et elle n'existe pas seulement pour la vue, mais encore pour l'ouïe, ce qui est moins frappant : tel idiot se retourne au bruit connu causé par la mise du couvert, indice prochain du repas, qui ne réagira pas sous l'influence d'un bruit plus fort, d'un coup de revolver, par exemple, ou d'une interpellation énergique.

« Dans le cas d'inattention absolue on a recours à des boules ou sphères brillantes, à des morceaux d'étoffe aux couleurs éclatantes, au rayon lumineux qu'on fait entrer dans une chambre noire, à la lanterne magique, aux projections à la lumière oxydrique, à la fixation prolongée du regard, etc. Il faut souvent continuer ces exercices pendant des mois avant d'arriver à fixer enfin l'attention de l'enfant. »

c. — ÉDUCATION DE L'ŒIL

« Tous les moyens mis en œuvre pour l'éducation de la main ont déjà contribué à l'éducation du sens de vue. Nous les complétons par d'autres empruntés aux jeux où les deux sens interviennent activement : jeux de balles, du passe-boules, du tonneau, de boules, de volant, de grâces, de croquet, etc. L'exercice de la brouette, des briquettes de bois qu'on place à plat, verticalement, obliquement, en exerçant l'enfant à procéder de même, à imiter le maître, ou dont on se sert encore pour faire de petites constructions, etc., nous rendent aussi de réels services. » On exerce encore l'enfant à enfiler sur un bâton des boules en bois, colorées ou non, semblables à celles du boulier classique ; à introduire dans le châs, progressivement réduit, d'une série d'aiguilles, les unes en bois, les autres en métal émoussé, successivement de la corde à store, du fouet, et des fils de plus en plus fins.

« Tous ces exercices sont très intéressants au point de vue de l'éducation de l'œil, de la main et de l'attention ; ils aident à préparer les enfants aux travaux de couture. »

f. — ÉDUCATION DE L'OUIE, DE L'ODORAT ET DU GOUT

« Ces sens sont l'objet de soins analogues aux sens du toucher et de la vue. Les moyens employés sont très variés, ce que nous avons dit des deux premiers suffit pour que le médecin se rende compte de l'éducation des autres. »

g. — ÉDUCATION DE LA PROPRETÉ

« Souvent les idiots bavent, laissent leur bouche plus ou moins entr'ouverte, sucent leurs doigts, ne savent pas se servir de la cuiller, de la fourchette, du couteau, ruminent et sont gâteux ; tous ces accidents sont l'objet d'un traitement particulier.

« Ainsi, pour déterminer l'occlusion de la bouche, supprimer la bave, nous plaçons dans la bouche de l'enfant des bâtonnets de réglisse, nous électrisons l'orbiculaire des lèvres.

« Au réfectoire on apprend aux enfants à se servir

de la cuiller, de la fourchette, puis du couteau.

« Pour atténuer les inconvénients du gatisme, en ce qui concerne les idiots qui ne marchent pas, ou commencent à peine à marcher, au lieu des anciens fauteuils avec alèze, on emploie des chaises percées, recouvertes d'un coussin et munies d'un vase qui se retire facilement.

« Quant aux idiots valides, ils sont placés sur des sièges particuliers, largement approvisionnés d'eau, au lever, après chaque repas, au coucher et au milieu de la nuit. Le personnel doit s'ingénier à reconnaître les signes qui, chez ces malades, annoncent quelquefois le besoin. Grâce à cette pratique, tous les jours on fait une économie importante de linge et chaque année on rend propre un certain nombre d'enfants.

« Une bonne installation de lavabos permet d'apprendre aux enfants à laver leurs mains et leur visage. Les divers procédés mis en œuvre pour leur apprendre à se nettoyer et surtout à s'habiller contribuent en même temps à l'éducation de la main, au perfectionnement du sens du toucher... Enfin on ajoute à tout cela les soins relatifs à la toilette, les habitudes d'ordre et de rangement. »

h. — ÉDUCATION DE LA PAROLE

L'éducation de la parole a déjà été préparée indirectement par les exercices précédents qui développent l'attention et, par suite, prédisposent à l'imitation des mouvements de phonation, moyen par lequel, nous l'avons déjà fait remarquer, nous acquérons cette fonction ; il ne reste donc plus qu'à enseigner la discipline respiratoire comme chez le sourd-muet : pour cela on apprend à l'idiot à souffler une bougie, à gonfler un ballon de baudruche, à ouvrir et fermer la bouche, à allonger et rentrer la langue ; puis on passe à l'émission des voyelles, à l'articulation des syllabes, et enfin des mots, en montrant alors en même temps les objets correspondants.

i. — INSTRUCTION

On passera ensuite à l'instruction primaire : écriture, lecture, chiffres, nombres, notions diverses de surfaces, de volumes, de poids.

Pour enseigner la lecture on fait successivement placer des lettres de bois de plus en plus petites sur des lettres imprimées de mêmes dimensions, puis répéter en chœur le nom de ces lettres projetées sur un tableau ; plus tard viennent les mots que l'on fait lire et rapporter à l'objet qu'ils désignent.

On enseigne la lecture des chiffres comme celle des lettres, puis la numération en faisant placer des petits bâtons en nombre voulu dans des casiers portant les différents chiffres.

Pour l'acquisition de la notion des surfaces on fait appliquer des figures en bois sur des empreintes de même forme ; pour les solides on emploie des pièces en bois les reproduisant, et on se sert, en outre, de tous les objets d'usage banal; pour les notions de poids, de couleur, de longueur on fait comparer des objets de poids, de couleur, de dimensions d'abord très différents, puis de plus en plus voisins.

Vient enfin *l'éducation professionnelle*, au cours de laquelle les enfants sont exercés au métier qu'ils ont choisi ou qui leur a été imposé d'après leurs aptitudes (par exemple, « les hémiplégiques sont dirigés exclusivement sur les ateliers de couture, les aveugles sont placés à l'atelier de paillage ou de cannage, enfin, les candidats imprimeurs doivent appartenir aux catégories les moins arriérées »).

CONDITIONS DE SUCCÈS

Nous avons étudié, d'une façon rapide et schématique, les principes généraux et les pratiques les plus importantes de *la méthode médico-pédagogique de Bourneville*, mais, pour qu'elle donne tous les résultats que l'on est en droit d'en attendre, il faut qu'un certain nombre de conditions soient remplies :

1° Il faut avoir fait, avant tout début de rééducation, un examen somatique et psychique complet du malade, ce qui a pour effet de donner des renseignements de premier ordre pour la conduite du traitement : en effet, souvent il arrive qu'un certain nombre de facultés sont relativement développées, et cela est fort important à connaître, car elles serviront de base pour réveiller les autres.

2° Il faut absolument que la méthode soit appliquée par des maîtres spécialement entraînés à sa pratique et possédant, outre cet entraînement, une persévérance, une patience et une douceur inlassables.

3° Il est indispensable qu'elle soit appliquée dans des établissements spéciaux et faite en commun.

4° Elle doit être utilisée d'une manière très précoce, dès que le diagnostic d'idiotie s'impose (Bourneville reçoit les enfants, tant dans son service spécial de Bicêtre, qu'à son Institut de Vitry, dès l'âge de deux ans).

5° Enfin les pratiques employées doivent varier à l'infini, selon les exigences de chaque cas et, à tous les degrés successifs de l'éducation, les exercices doivent être complétés et aidés de mouvements rythmés et accompagnés de chants et de jeux de façon à *tenir l'attention toujours occupée* et d'une façon variée : *jamais inactif, jamais abandonné complètement à lui-même*, tel doit être le jeune idiot au cours de son éducation.

RÉSULTATS

Il est évident que la méthode de Bourneville ne parviendra jamais à supprimer certains troubles qui relèvent de lésions organiques profondes : elle ne rendra pas, par exemple, la vue à l'idiot affecté de cécité, elle ne restituera pas le mouvement à des membres hémiplégiés frappés d'atrophie; mais,

ces réserves faites, on peut dire qu'elle permet
« d'améliorer d'une manière très évidente la plus
grande proportion des enfants idiots et d'en relever
intellectuellement à un haut degré[1], au point de les
rendre aptes à vivre en société, un nombre de
plus en plus considérable ». — Pour ce qui est des
« enfants simplement arriérés, elle réussit presque
toujours à en faire des valeurs sociales suffisantes ».

1. Le point le plus délicat et le plus difficile à obtenir est la production des sentiments affectifs.

TABLE DES MATIÈRES

TOURS, IMPRIMERIE DESLIS FRÈRES, RUE GAMBETTA, 6.

Vigot Frères

Éditeurs

Extrait du

Catalogue Général

PARIS

23, PLACE DE L'ÉCOLE-DE-MÉDECINE

1905

www.ingramcontent.com/pod-product-compliance
Ingram Content Group UK Ltd.
Pitfield, Milton Keynes, MK11 3LW, UK
UKHW020729120726
13693UKWH00001B/246